加算・算定要件を知れば
病棟収益がアップする！

看護管理者のための
診療報酬の
読み方・
活かし方

［2022年度改定対応］

工藤 潤　髙須久美子 編著

日々の質の高い看護で
経営に貢献する！

MC メディカ出版

はじめに

　2022年度の診療報酬改定は全体的に見れば、プラス評価の改定に見えますが、病院にとって非常に厳しく、「自院の経営・運営の方向性をどう考えるか」経営者に決断を迫られています。病院機能によって、その受け止め方が大きく違う結果だともいえるでしょう。高度急性期病院にはプラス評価の改定ですが、急性期患者の割合が低い「自称急性期病院」である中小民間の急性期病院には厳しいものとなりました。看護管理者は、経営参画も視野に入れ、診療報酬の改定があるたびに一喜一憂しているのではないでしょうか。

　病院の収入は、保険収入が占めており、診療報酬が病院経営におよぼす影響は非常に大きいといえます。病院の中で母数の多い看護師が、病院経営に貢献するためには、看護管理者だけでなく、看護部全体が、加算要件などを理解し、算定件数を増やすことが求められます。

　急性期病院が「経営を安定させる」ことを目的として転換が進み、急増した地域包括ケア病棟についても院内転棟にテコ入れされ、その使い方が問われることとなりました。重症度、医療・看護必要度も「点滴ライン同時3本以上管理」「心電図モニター管理」が外され、かなり下がった病院も多いのではないでしょうか。

　収益性を向上させるには保険収入を増やすことが必須ですが、看護の力だけでは乗り越えられるものではありません。チーム医療推進の中、他部門との連携を図りながら、改定内容から何を読み取り、どう行動すべきかなど他部門の取り組みも紹介します。

　本書が、2022年度診療報酬改定のポイントを読み解きながら、看護部として収益性の向上が図れる一助になれば幸いです。

社会医療法人美杉会グループ

髙須 久美子

contents

I 診療報酬を味方につければ 看護部・病棟運営が変わる

II 2022年度診療報酬改定を読む

3 押さえておきたい改定の勘所

編者・執筆者一覧

●**編著者（50 音順）**

工藤 潤（医療法人ヘブロン会大宮中央総合病院　副院長・看護部長）
　　　●第Ⅰ部1、3章
髙須 久美子（社会医療法人美杉会グループ　看護部特任総看護部長兼教育部長）
　　　●はじめに、第Ⅰ部2章、4章1、5章

●**執筆者（50 音順）**

上村 久子（株式会社メディフローラ 代表取締役／看護師／保健師）
　　　●第Ⅱ部1～3章
清瀬 靖子（社会医療法人美杉会　佐藤病院　認知症看護認定看護師）
　　　●第Ⅰ部4章3
長谷 潤子（社会医療法人美杉会　男山病院　薬剤部部長）
　　　●コラム4
中山 勝寛（社会医療法人美杉会　佐藤病院　リハビリテーション部部長）
　　　●コラム2
三浦 利恵子（社会医療法人美杉会　佐藤病院　看護師長／感染管理特定認定看護師）
　　　●コラム1
山本 美佳子（社会医療法人美杉会　佐藤病院　栄養部部長）
　　　●コラム3
和栗 裕子（社会医療法人美杉会　みのやま病院　病棟師長／認定看護管理者）
　　　●第Ⅰ部4章2

第 1 部

診療報酬を味方につければ
看護部・病棟運営が変わる

1章

なぜ管理者が診療報酬を
理解しなくては
ならないか

1 なぜ管理者が診療報酬を理解しなくてはならないか

看護管理に必要な診療報酬の理解

「看護管理とは患者にケア、治療、そして安楽を与えるための看護スタッフメンバーによる仕事の過程である」と Gillies,D.A が定義しています[1]。看護は、診療報酬におけるさまざまな要件を満たすことによってその報酬が得られるため、仕事の過程、いわゆる仕組を作らなければならず、まさしく看護管理の仕事なのです。

Gillies.D.A によると、看護管理者の仕事は「もっとも有効で可能なケアを患者およびその家族の人々に与えるために計画し、組織化し、指示を与え、そして入手できる財政的・物質的・人的資源を統制すること」とされており、経営資源であるヒト・モノ・カネを統制すること、すなわちガバナンス（governance）の構築であり、診療報酬の要件を遵守するコンプライアンス（compliance）を実施しなければなりません。ただ単に加算の算定や加算を1から2にランクアップするなどの声を上げることが看護管理ではなく、経営資源をどのように最大限に活用し最大限の医療・看護サービスを提供できるよう考え、実行することが看護管理者の仕事になります。

診療報酬の要件を満たすということは、ヒトという人的資源を育成・活用し、安全・安楽を与えるためにもモノという物的資源も必要になります。そして、報酬としてカネという資源を増やし、ヒト・モノ・カネのサイクルをまわし病院経営に参画する管理者の仕事を実践することが求められます。

診療報酬における加算の取得や加算のランクアップは、どうしても病院の収益アップだけが目的にみられることもありますが、診療報酬におけるさまざまな改定はその時代に必要とされる医療・看護サービスへと誘導する施策としてのインセンティブという性質があり、常に変化する保健・医療・福祉の動向を捉える必要があります。そして、最終的には顧客創造・顧客満足に

つながることを目的として、看護の質の維持・向上のためにサイクルを回し続けなければなりません。

病院の収益はほとんどが診療報酬

　病院の収益のほとんどは診療報酬によるものです（図1-1）。自費収入は、健診関係、室料差額や文書料などによるもので、地域性や病院の特性に応じて自施設で料金を設定することができますが、病院収益の1～2割程度になります。診療報酬の内訳としては、一般病院や療養型病院など病院機能によって異なりますが、おおよそ、診療報酬における収益の大半は入院収益によるものです。

　また、現在は、コロナ病棟などの設置などに関する補助金の制度を活用している病院も少なくありませんが、この場合には医業外収益に計上されるため、一般的な病院の収益割合は例外となるので医業利益と経常利益の両方で経営状況を把握しなければなりません。

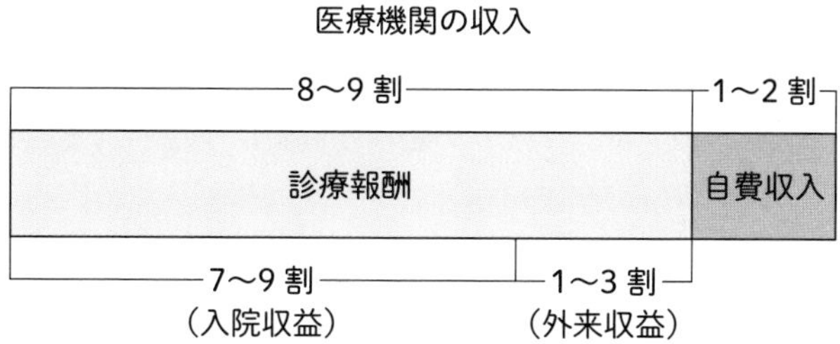

医療機関の収入

●図1-1　医療機関の収入

　このように病院の経営に参画しなければならない看護管理者の役割として、診療報酬をよく理解しておくことは非常に重要なことです。収益増・維持・コンプライアンスの遵守など経営資源を統制させるためにも、時代の変化を反映し、国の思惑も盛り込まれている診療報酬については、単価だけの数字にとどまらず、常に、その背景理由にまで目を向けなければなりません。

診療報酬について

　診療報酬とは、診療行為ごとに定められた公定価格（1 点 = 10 円）が定められているので全国同一の金額となっています。診療報酬には、加算という要件を満たすことによって点数を上乗せされる仕組みがあります。加算は、質の高いケア、人員配置による安心・安全の確保などの医療・看護サービスを提供するなど、さまざまな取り組みによって算定要件をクリアすれば算定することができるため、病院の収益をより増やすことができます。

　ご存じの方も多いでしょうが、まず、診療報酬の流れについて理解しておきましょう。

　患者は、医療保険者（保険者）と呼ばれる自治体や社会保険事務所・健康保険組合に、毎月保険料を支払っています。それによって被保険者証が交付されます。患者は病気などによって医療機関を受診すると、診療を受け、処方や薬などを受け取り療養の給付（必要な医療の提供）を受けます。その際に、医療機関に被保険者証を提示して、病院の窓口で所得に応じて 1〜3 割の自己負担金を支払います。患者は全額を支払うわけではないので、病院は残りの費用を保険者に請求します。

　病院は、審査支払機関に診療報酬の請求を行い（いわゆるレセプトの審査）、適切な診療報酬であれば残りの金額が病院に支払われることになります（図 1-2）。医療保険の関連用語として、最低限、下記の用語は理解しておきましょう。

知っておきたい医療保険の関連用語

保険者：医療保険を運用する者および団体。加入者より保険料を徴収し、これを財源とし保障を行う。

被保険者：字の意義からすると保険される者となるが、医療保険では保険料を納めている者が被保険者と呼ばれる。

被扶養者：被保険者によって扶養されている者。被扶養者については保険料の徴収はない。

保険給付：被保険者及び被扶養者が保険事故に合い補償を受けること。保険事故とは、病気や怪我により医療を受けること。

療養の給付：疾病、負傷の治療、療養の必要な行為または物を給付することを「療養の給付」といい、一般的に現物給付と呼んでいる。具体的には、医療機関により医療行為を受けることである。

現物給付：病院に対し、治療費を支払うことなく療養を受け、保険者が医療機関にその費用を支払う仕組み（治療費の一部は患者が負担）療養の給付、入院時食事療養費、特定療養費、訪問看護療養費。

現金給付：傷病手当金、出産手当金等

審査機関名称：社保：社会保険資料報酬支払い基金
国保：国民健康保険団体連合会

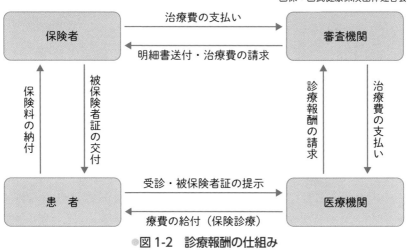

●図1-2　診療報酬の仕組み

病院が、審査支払機関へ適切な請求かどうかを審査してもらうために提出するのがレセプトになります（図1-3）。審査で問題がなければ請求通りの支払いが行われますが、不適切となった場合は、支払われないこともありますので、下記のレセプトの関連用語を覚えておきましょう。

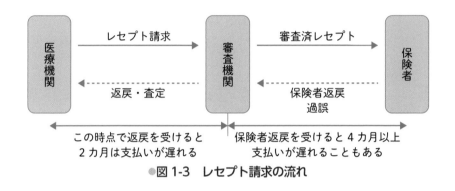

●図1-3　レセプト請求の流れ

知っておきたいレセプトの関連用語

① 査定：審査機関にて認められなかった医療行為
② 過誤：保険者にて認められなかった医療行為
③ 返戻：診療内容より確認事項がある場合に、診療報酬明細書自体を医療機関に戻し、回答を求める行為。返戻には2種類あり、審査機関の時点にて戻される場合と、返戻と保険者での審査にて戻される保険者返戻があります。

　返戻についてはレセプト自体を戻されるため、治療費がまるまる支払われなくなりますが、査定、過誤については、不適切と認められた行為だけ支払われないことになります。
　診療報酬の要件には適応とする疾患や症状などがあるため、適切に保険診療を提供しなければなりません。健全な病院経営を行うためにも返戻や査定のない請求が行われるようにしなければなりません。

診療報酬改定とは

　診療報酬は 2 年に 1 回改定されます。時代の変化に伴う医療の高度化、社会や経済状況、国民意識の変化などに応じて見直しがされます。大体、年末くらいから改定率が決まり、政府の予算によって、厚生労働省から中央社会保険医療協議会（以下、中医協）の意見を審議して決められます。中医協においては、現在の社会情勢の問題や、診療報酬改定による影響などさまざまな視点で議論が行われます。

　令和 4（2022）年度の診療報酬改定率は表 1-1 のとおりです。

●表 1-1　令和 4（2022）年度診療報酬改定率

	全体	▲	0.94%

本体	+ 0.43%	薬価等	▲ 1.37%
医科	+ 0.26%	薬価	▲ 1.35%
歯科	+ 0.29%	材料	▲ 0.02%
調剤	+ 0.08%		

　2022 年においては、新型コロナ感染症の影響があり 7 月から議論が開始されていましたが（図 1-4）、介護報酬との同時改定などがある場合は早い時期から議論が始まっているので、早期に情報を得ておくことも必要です。厚生労働省のホームページなどから議論内容を閲覧することができるので、なぜ、今回の診療報酬の要件が改定されたのか・新設されたのか、また、診療報酬における医療行為やチーム医療などの有効性などを検証しており、その診療報酬の奥底にある意味や目的、社会的な背景などを理解することができます。そうすれば、ただ単に診療報酬が改定されたから対応しなければならないという病院からの強制的な実施目標とするのではなく、今の時代に即した医療・看護を提供するために行わなければならない、もしくは行ったほ

うがいいこととして病院内で取り組む方が説得力もあり、多職種との連携も取りやすくなり、組織の中での役割も明確にしやすいかもしれません。

　最も望ましいのは、診療報酬の改定を追いかけるのではなく、情報を先取りして診療報酬が後からついてくるような情報の活用——たとえば、タスク・シフティングの加算を予想しての特定看護師の育成など——ができると、人員体制の編成もしやすくなり、また、看護管理者が毎年悩んでいる目標管理にも有効活用できるかもしれません。

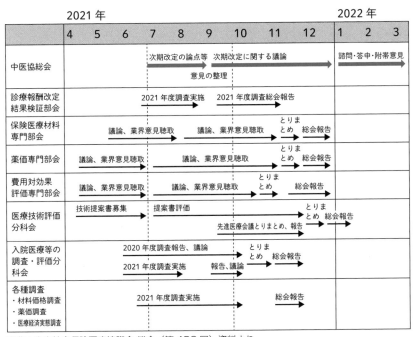

出典：中央社会保険医療協議会 総会（第482回）資料より

●図1-4　2022年診療報酬改定に向けた主な検討スケジュール

収益アップと看護の質保障への活用

　診療報酬を理解し、そして病院経営に関わることは看護管理者の大切な役目ですが、カネの部分だけで看護管理の質を評価したくはないものです。診療報酬を理解したうえで、ヒト・モノ・カネの統制をとれるように活用することが、看護管理者には求められるのです。これは、病院の WIN だけではなく患者への WIN、すなわち顧客満足へとつなげ、WIN-WIN の関係としなければなりません。バランスト・スコアカード（BSC）で言えば、財務という収益性の向上だけでなく、顧客価値という非財務的な部分、顧客満足度などをあげることも考えなければなりません。そのためにどのような看護サービスを提供するのか、人材の成長のために何を学習するのか、どのような業務プロセスを築き仕組みを整えていくのか、それをどう顧客満足につなげていくのか、財務的にはどのような収入を得ることができるのか、もしくは支出があった場合どのように改修計画を立て、どこまで達成できたのか、といったことを目標管理で明確にすることが求められます。そのために、診療報酬の算定要件を満たすというひとつの達成目標は、看護管理に必要とされていることであり、目標管理のサイクルとしても活用しやすいものです。

加算取得の例

　例えば、排尿自立支援加算を取得しようとしたとします。排尿自立支援加算（週1回）の算定要件は**表 1-2** のとおりです。

●表1-2　排尿自立支援加算（週1回）の要件

注

別に厚生労働大臣が定める施設基準に適合しているものとして地方厚生局長等に届け出た保険医療機関に入院している患者（第1節の入院基本料（特別入院基本料等を除く。）又は第3節の特定入院料のうち、排尿自立支援加算を算定できるものを現に算定している患者に限る。）であって別に厚生労働大臣が定めるものに対して、包括的な排尿ケアを行った場合に、患者1人につき、週1回に限り12週を限度として所定点数に加算する。

通知
(1) 排尿自立支援加算は、当該保険医療機関に排尿に関するケアに係る専門的知識を有した多職種からなるチーム（以下「排尿ケアチーム」という。）を設置し、当該患者の診療を担う医師、看護師等が、排尿ケアチームと連携して、当該患者の排尿自立の可能性及び下部尿路機能を評価し、排尿誘導等の保存療法、リハビリテーション、薬物療法等を組み合わせるなど、下部尿路機能の回復のための包括的なケア（以下「包括的排尿ケア」という。）を実施することを評価するものである。
(2) 当該指導料は、次のいずれかに該当する者について算定できる。
　　ア 尿道カテーテル抜去後に、尿失禁、尿閉等の下部尿路機能障害の症状を有するもの
　　イ 尿道カテーテル留置中の患者であって、尿道カテーテル抜去後に下部尿路機能障害を生ずると見込まれるもの
(3) 病棟の看護師等は、次の取組を行った上で、排尿ケアチームに相談すること。
　　ア 尿道カテーテル抜去後の患者であって、尿失禁、尿閉等の下部尿路機能障害の症状を有する患者を抽出する
　　イ アの患者について下部尿路機能評価のための情報収集（排尿日誌、残尿測定等）を行う
　　ウ 尿道カテーテル挿入中の患者について、尿道カテーテル抜去後の、排尿自立の可能性について評価し、抜去後に下部尿路機能障害を生ずると見込まれるが、排尿自立の可能性がある患者を抽出する
(4) 排尿ケアチームは、(3) を基に下部尿路機能障害を評価し、病棟の看護師等と共同して、排尿自立に向けた包括的排尿ケアの計画を策定する。包括的排尿ケアの内容は、看護師等による排尿誘導や生活指導、必要に応じ理学療法士等による排尿に関連する動作訓練、医師による薬物療法等を組み合わせた計画とする。
(5) 排尿ケアチーム、病棟の看護師等及び関係する従事者は、共同して (4) に基づく包括的排尿ケアを実施し、定期的な評価を行う。
(6) (3) から (5) までについて、診療録等に記載する。
(7) 排尿ケアチームが当該患者の状況を評価する等の関与を行うと共に、病棟の看護師等が、包括的排尿ケアの計画に基づいて患者に対し直接的な指導又は援助を行った場合について、週1回に限り、12週を限度として算定できる。排尿ケアチームによる関与と、病棟の看護師等による患者への直接的な指導又は援助のうち、いずれか片方のみしか行われなかった週については算定できない。また、排尿が自立し指導を終了した場合には、その後については算定できない。
(8) 退院後に外来において、引き続き、包括的排尿ケアを実施する必要性を認めた場合には、診療録等にその旨を記載すること。

　経営資源のモノである残尿測定のためのエコーが必要になります。もちろん購入するためには、加算などの収益を含め無駄な支出にならないよう、カネの見込みを作ることで購入対象とすることができます。

　ヒトの面では、加算要件である研修の修了者を育成しなければなりません。そして、排尿自立に向けたさまざまな知識や方法を看護部全体にも浸透させなければなりません。また、加算だけの収益だけではなく、支出として尿道留置カテーテルに関する医療材料の持ち出しが減少し、自費収入となる紙おむつに移行することも病院の自費収益にも有効になります。そして、患者・家族への負担を少なくするために適正なオムツの使用方法などをなどの教育をとりいれることにより、オムツの適正使用にもつながり、無駄な紙おむつの使用による患者・家族の負担を軽減することもできますし、退院後にも継続的にできるよう退院支援・指導にもつなげることができます。

　また、尿道留置カテーテルの抜去ができれば、尿路感染などの発症も防ぐことができ、薬剤の使用や検査の増加、在院日数の延長などを考えると患者・家族の負担も減り、病院で定額・包括払いの場合は持ち出しもなくなり支出減にもつながります。しかし、オムツを使用することで不安になるのが褥瘡の発生であり、褥瘡予防も必要になります。これに対しても褥瘡対策を十分に取り組むことで「尿道カテーテルを挿入している方がよかった」などとならないようにしなければなりません。カテーテルのメリットよりも人体に長く異物を挿入しているリスクの方が高く、患者・家族にとって一番良い方向性に支援していくことが必要であり、褥瘡発生予防に最大限に取り組まなければなりません。

　このように、単にひとつの加算を算定するだけではなく、すべてのプロセスをつなげていくことで顧客満足に向けた良質な医療・看護の提供ができ、病院経営的にも貢献できることになります。特に看護部として必要なモノを手に入れたいのであれば、事務部門を納得させられる交渉手段のひとつとして経営的な観点から交渉するのが有効ですから、診療報酬を熟知し、説得材料となるさまざまな加算や要件を知っておくことがポイントになります。

診療報酬の要件は仕組みづくりに活用

　目標管理においては、その目標を達成するために仕組みを作らなければならないこともあります。また、バランスト・スコアカードにおける4つの視点のひとつである「業務プロセスの視点」においては、顧客満足を実現するためにどのような機能にするかを考えなければなりません。先に述べた「排尿自立支援加算」では、要件の中に、どのような職種でチームを形成して、どのくらいの頻度で実施しなければならないかなどが明確にされています。また、情報収集のためには排尿日誌、残尿測定等の記録の作成・整備をし、リハビリの方法を含め多職種で評価をする方法を考えることなど、どのような仕組みを作るのかが明確にされています。こうした仕組み作りにおいては、もちろん自施設の現状をきちんと把握している看護管理者が、自分たちの組織にとってもっとも有効な方法を選択し、実施できる環境を整えなければなりません。そうすれば、必然的に手順やマニュアルの整備ができ、標準化された医療・看護の提供による顧客満足へと導くことができるかもしれません。

　冒頭に、「看護管理とは患者にケア、治療、そして安楽を与えるための看護スタッフメンバーによる仕事の過程である」との Gillies,D.A の言葉を引いたように、新しいことを行うために「仕組みを作る」ことが看護管理であって、そのプロセスを実施するために経営資源であるヒト・モノ・カネを統制させることが看護管理者の仕事となるわけです。

診療報酬改定後は疑義解釈でチェック

　診療報酬については、『診療点数早見表』などを参考にしている方が多いと思いますが、内容が多岐にわたり、文字も小さく文言がわかりづらいというのが多くの人の率直な感想ではないかと思われます。公的な文章の常として、普段は接することが少ない堅苦しい書き方がされているため、どのように解釈すればよいのかわかりにくく読解力が必要とされるので、ポイントをマーカーするなどして、何度も読み返して覚えるしかないと思います。

　診療報酬改定のなかでも疑問が多い解釈については、厚生労働省保健局医

療課より「疑義解釈」（表1-3）として解説が送付されます。間違った解釈で運用していると後に適時調査などでひっかかることもあるので注意をしなければなりません。

　1人で厚生労働省のホームページを毎回チェックするのは困難なため、医事課などと協力し合いながら病院内で情報共有を行ったり、厚生労働省の新着情報サービス（登録ページURL：https://www.mhlw.go.jp/mailmagazine/shinchaku.html）に自分のメールアドレスを登録してリアルタイムに情報を得ることも有効でしょう。ここ数年の傾向としてはコロナ関連の情報が多いので、更新された情報を素早くキャッチすることが大切です。

● 表1-3　例1　　厚生労働省が公表する疑義解釈の例（令和4年3月31日）
【外来感染対策向上加算、感染対策向上加算】

> 問8　区分番号「A234 － 2」の「1」感染対策向上加算1の施設基準における「新興感染症の発生時等に、都道府県等の要請を受けて感染症患者を受け入れる体制」について、具体的にはどのような保険医療機関が該当するか。

（答）現時点では、新型コロナウイルス感染症に係る重点医療機関が該当する。

> 問9　区分番号「A234 － 2」の「2」感染対策向上加算2の施設基準における「新興感染症の発生時等に、都道府県等の要請を受けて……疑い患者を受け入れる体制」について、具体的にはどのような保険医療機関が該当するか。

（答）現時点では、新型コロナウイルス感染症に係る協力医療機関が該当する。

> 問10　区分番号「A000」初診料の注11及び区分番号「A001」再診料の注15に規定する外来感染対策向上加算（以下単に「外来感染対策向上加算」という。）並びに区分番号「A234 － 2」の「3」感染対策向上加算3の施設基準における「新興感染症の発生時等に、都道府県等の要請を受けて……発熱患者の診療等を実施する体制」について、具体的にはどのような保険医療機関が該当するか。

（答）現時点では、新型コロナウイルス感染症に係る診療・検査医療機関が該当する。

引用・参考文献
1）Gillies.D.A、矢野正子監．看護管理―システムアプローチ．へるす出版．1986,511.

第 **|** 部

診療報酬を味方につければ
看護部・病棟運営が変わる

2 章

診療報酬から
医療政策の流れが
わかる

2 診療報酬から医療政策の流れがわかる

診療報酬と改定の流れ

　診療報酬とは、「保険医療機関等が行う診療行為やサービスに対する評価として公的医療保険から支払われる報酬」[1] です。この診療報酬は、ただ単に診療サービスの価格表にとどまらず保険給付の範囲や内容などを決めた日本の医療政策を反映するものともいえます。

　医療保険制度の根幹をなす仕組みであり、医療費や診療内容に大きく影響しています。看護や医療のサービス提供体制を方向付けるだけでなく、国の財政にも直結して強い影響力を持つものとなります。

　診療報酬は、図 2-1 のような流れで決定されます[2]。

診療報酬改定は、
①予算編成過程を通じて内閣が決定した改定率を所与の前提として、
②社会保障審議会医療保険部会及び医療部会において策定された「基本方針」に基づき、
③中央社会保険医療協議会において、具体的な診療報酬点数の設定等に係る審議を行い実施されるものである。

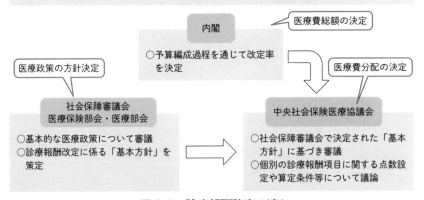

●図 2-1　診療報酬改定の流れ

　上記のとおり、① 予算編成過程を通じて内閣が決定した改定率を所与の前提として、② 社会保障審議会医療保険部会及び医療部会において策定された「基本方針」に基づき、③ 中央社会保険医療協議会において、具体的な診療報酬点数の設定等に係る審議を行い実施されるものである、と定められており、内閣で予算編成過程を通じて改定率を決定、また、社会保障審議会医療保険部会・医療部会で、基本的な医療政策について審議され、診療報酬改定に係る「基本方針」が策定されます。

　この情報をもとに中央社会保険医療協議会で、社会保障審議会で決定された「基本方針」に基づき審議、個別の診療報酬項目に関する点数設定や算定条件等について議論されて診療報酬が決められていきます。

　少子高齢化に伴い、高齢者に対する医療費も増大しています。診療報酬改定の在り方によっては、国全体の医療費を左右するとともに、医療現場の診療内容にも大きく影響する制度であることを認識しましょう。

まずは直近の歴史を紐解こう

　過去のデータを読み解くことは、とても重要なことです。「昔話ではない、未来を考えるために」過去があるのです。看護の現場に生じる事柄や変化は、今日を経て明日につながっているため、過去を紐解き、そこから未来の戦略を立てる必要があります（図 2-2）。

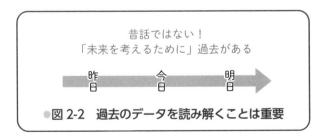

●図 2-2　過去のデータを読み解くことは重要

　実際の例として、厚生労働省の参考資料から過去を振り返ってみましょう。平成 22（2010）年度の診療報酬改定では、重点課題として「1. 救急、産科、小児、外科等の医療の再建」として、地域連携による救急患者の受入れ、

新生児等の救急搬送を担う医師の評価や後方病床・在宅療養の機能強化などが盛り込まれました。「2. 病院勤務医の負担軽減（医療従事者の増員に努める医療機関への支援）」では、医師の負担軽減の観点から医師以外の医療職等の役割として、医師以外の者へ仕事をシフトするため、医療クラークの配置などが評価されました。また、地域の医療機関や医療・介護関係職種の連携にも力を入れるようになりました。診療報酬改定の視点としては、「患者に分かりやすい医療」として、医療機能の分化・連携の推進、質が高く効率的な急性期入院医療や回復期リハビリ等、機能を明確にするとともに、患者を地域へ帰していくため、在宅医療、訪問看護等の充実を図り、介護関係者も含めた多職種連携が推奨されました。

　そして、平成24（2012）年の診療報酬改定では、これがさらに進んで、「1. 病院勤務医等の負担の大きな医療従事者の負担軽減」として、チーム医療の促進、勤務体制の改善等の取組評価や救急外来・外来診療の機能分化などが評価されました。

　この流れは、平成30（2018）年の診療報酬改定では、地域包括ケアシステムの構築と医療機能の分化・強化、連携の推進として退院支援や患者の状態に応じた入院医療・外来医療の機能分化へとつながり、さらにアウトカム評価を重視するようになり、重症化予防にも力を入れるようになります。質の高い在宅医療・訪問看護と国民の希望に応じた看取りの推進としてさらに在宅看取りや施設看取りが評価されるようになりました。入院患者の帰り先を整えることで医療機能や患者の状態に応じた入院医療が適切に行えるようになるというわけです。令和2（2020）年の診療報酬改定では、退院支援は入院前から始まっていることから入退院支援へと形を変えました。

　診療報酬改定は収入に直結するため、目先の数字にとらわれがちですが、このように社会情勢の変化への適応、国の施策といった大きな流れがあるのです。

診療報酬における働き方改革に向けたこれまでの取り組み

　現在の医療界の大きなトピックが働き方改革です。当然、診療報酬改定のなかでも議論されており、診療報酬における働き方改革に向けたこれまでの取組については、令和 3（2021）年 9 月 22 日に開催された「第 145 回社会保障審議会医療保険部会」の参考資料に分かりやすくまとめられています。　診療報酬における働き方改革に関連した主な改定項目を、評価の対象によってカテゴライズして整理されています（図 2-3）[4]。

　主だったところを見てみましょう。

　「1）医師の働き方改革に対する評価」としては、勤務環境に特に配慮を要する領域への対応としてハイリスク分娩管理加算が新設され、手術・処置の休日・時間外・深夜加算の見直しが行われました。

　「2）タスク・シフト／シェアに対する評価」では、平成 20（2008）年、医師事務作業補助体制加算の新設、平成 22（2010）年には、看護補助者の配置の評価を新設したほか、栄養サポートチーム加算等を新設、平成 24（2012）年には病棟薬剤業務実施加算を新設と、医師だけでなく看護師や多職種も巻き込んだ改定が行われています。平成 30（2018）年には、糖尿病合併症管理料、糖尿病透析予防指導管理料、在宅患者訪問褥瘡管理指導料、特定集中治療室管理料 1 及び 2 などで特定行為研修の評価を導入しています。この流れを理解すれば、これからますます特定行為研修修了者（特定看護師）の活躍の場が広がっていくことがわかります（表 2-2）[5]。

●表 2-1　過去の診療報酬改定の基本方針における視点等 [3]

		平成 22 年度改定	平成 24 年度改定	平成 26 年度改定	
「重点課題」等		1. 救急、産科、小児、外科等の医療の再建	1. 病院勤務医等の負担の大きな医療従事者の負担軽減	医療機関の機能分化・強化と連携、在宅医療の充実等	
		・地域連携による救急患者の受入れ ・新生児等の救急搬送を担う医師 ・後方病床・在宅療養の機能強化 ・手術の適正評価	・チーム医療の促進 ・勤務体制の改善等の取組 ・救急外来や外来診療の機能分化	・医療機関相互の連携や医療・介護の連携によるネットワーク ・入院医療 　(病床の機能分化等) ・外来医療 (外来医療の機能分化、連携) ・在宅医療 (量と質の確保)	
		2. 病院勤務医の負担軽減 (医療従事者の増員に努める医療機関への支援)	2. 医療と介護の役割分担の明確化と地域における連携体制の強化の推進及び地域生活を支える在宅医療等の充実		
		・医師以外の医療職等の役割 ・地域の医療機関や医療・介護関係職種の連携 ・医療クラークの配置	・医療・介護の連携 ・在宅医療を担う医療機関の役割分担・連携 ・看取りに至るまでの医療の充実 ・早期の在宅療養や地域生活への復帰 ・在宅歯科・在宅薬剤管理、訪看の充実		
「改定の視点」	医療機能の分化・連携の推進	・質が高く効率的な急性期入院医療や回復期リハ等 ・在宅医療、訪看、在宅歯科医療 ・介護関係者も含めた多職種連携	・病院機能にあわせた入院医療 ・慢性期入院医療 ・医療提供の困難地域への配慮 ・診療所の機能 ・医療機関間の連携	― ※【重点課題】に記載あり	
	患者にわかりやすく、QOL を高める医療	・わかりやすい診療報酬体系等 ・医療安全対策 ・心身の特性や QOL の配慮 ・疾病の重症化予防	・診療報酬点数表の平易化・簡素化 ・医療安全対策 ・患者に対する相談支援体制 ・明細書無料発行	・診療報酬点数表の平易化・簡素化 ・医療安全対策 ・患者に対する相談指導 ・明細書無料発行 ・入院中 ADL 低下予防 ・患者データの提出	
	充実が求められる領域の評価	・がん医療 ・認知症 ・新医療技術や医薬品等のイノベーション ・精神科入院医療 ・歯科医療 ・新型インフル等の感染症 ・肝炎 ・手術以外の医療技術	・がん医療 ・認知症 ・医療技術、医薬品等のイノベーション ・精神疾患 ・歯科医療 ・生活習慣病 ・感染症 ・リハビリテーション ・手術等の医療技術	・がん医療 ・認知症 ・イノベーション ・精神科医療 ・歯科医療 ・救急医療、小児医療、周産期医療 ・リハビリテーション ・投薬管理 ・医療技術	
	効率化できる領域の適正化	・後発医薬品 ・市場実勢価格の反映 (医薬品、医療材料、検査等) ・新技術への置換え	・後発医薬品 ・市場実勢価格の反映 (医薬品、医療材料、検査等) ・平均在院日数減少、社会的入院是正 ・治療効果が低くなった技術の評価	・後発医薬品 ・医薬品、医療機器、検査等の評価 ・長期収載品の薬価特例的引下げ ・平均在院日数の減少や社会的入院の是正 ・大規模薬局の調剤報酬の適正化 【医療従事者の負担軽減】 ・チーム医療 ・医療従事者の負担軽減の取組 ・救急外来の機能分化	

平成28年度改定	平成30年度改定	令和2年度改定
地域包括ケアシステムの推進、病床の機能分化・連携を含む医療機能の分化・強化・連携	地域包括ケアシステムの構築と医療機能の分化・強化、連携の推進	医療従事者の負担軽減、医師等の働き方改革の推進
・医療機能に応じた入院医療 ・医療従事者の負担軽減 ・地域包括ケアシステム推進のための取組 ・質の高い在宅医療、訪問看護 ・外来医療の機能分化	・地域包括ケアシステム構築のための取組の強化 ・かかりつけ医、かかりつけ歯科医、かかりつけ薬剤師・薬局 ・医療機能や患者の状態に応じた入院医療 ・外来医療の機能分化、重症化予防 ・質の高い在宅医療・訪問看護 ・国民の希望に応じた看取りの推進	・医師等の長時間労働などの厳しい勤務環境の改善 ・地域医療の確保を図る観点から早急に対応が必要な救急医療体制 ・業務の効率化に資するICTの利活用の推進
― ※【重点課題】に記載あり		・医療機能や患者の状態に応じた入院医療 ・外来医療の機能分化 ・質の高い在宅医療・訪問看護 ・地域包括ケアシステム推進
・かかりつけ医、歯科医、薬剤師・薬局 ・ICTによる医療連携、医療データの収集・利活用 ・質の高いリハビリテーション	― ※【重点課題】等に記載あり	・かかりつけ機能 ・患者にとって必要な情報提供、相談支援 ・重症化予防の取組 ・仕事と治療の両立に資する取組 ・ICTの利活用
・がん医療 ・認知症 ・精神医療 ・難病 ・小児医療、周産期医療、救急医療 ・歯科医療 ・薬学管理 ・医療技術、イノベーション	・がん医療 ・認知症 ・精神医療 ・難病 ・小児医療、周産期医療、救急医療 ・歯科医療 ・医療技術、イノベーション ・ICT技術の導入、データの収集活用 ・アウトカムに着目した評価	・がん医療 ・認知症 ・精神医療 ・難病 ・小児医療、周産期医療、救急医療 ・医療技術、イノベーション ・歯科医療 ・薬局の対物から対人への業務転換 ・ICTの利活用 ・アウトカムに着目した評価
・後発医薬品、長期収載品 ・退院支援 ・医薬品の適正使用 ・医薬分業のための調剤報酬 ・重症化予防 ・医薬品、医療機器、検査等の評価	・薬価制度 ・後発医薬品 ・費用対効果の評価 ・医薬品の適正使用 ・薬局の評価 ・医薬品、医療機器、検査等の評価	・後発医薬品やバイオ後続品 ・費用対効果評価制度の活用 ・市場実勢価格を踏まえた適正な評価 ・医師・院内薬剤師と薬局薬剤師の協働の取組による医薬品の適正使用
	【医療従事者の負担軽減、働き方改革】 ・チーム医療、勤務環境の改善 ・業務の効率化、合理化 ・医療従事者の負担軽減の取組 ・多職種連携	【医療従事者の負担軽減、医師等の働き方改革の推進】 ※【重点課題】等に記載あり

	1) 医師の働き方改革に対する評価				2) タスクシフト、タスクシェアに対する評価	3) 医療従事者の負担軽減等に対する評価	4) その他（地域全体での取組み等）の評価
	①地域医療体制確保加算の新設	②勤務環境に特に配慮を要する領域への対応	③働き方改革に係る環境整備等の推進	④多様な勤務形態の推進			
H18年度		ハイリスク分娩管理加算の新設					
H20年度		重点的な対応が求められる領域について評価の充実・拡大	入院時医学管理加算（現総合入院体制加算）等において病院勤務医の負担軽減等の体制整備を評価（3つの診療報酬項目）		医師事務作業補助体制加算の新設		診療所における夜間、早朝等における診療の評価を新設
H22年度			評価対象となる項目を拡大		看護補助者の配置の評価を新設 栄養サポートチーム加算等を新設		
H24年度					病棟薬剤業務実施加算を新設		二次救急医療機関の救急外来の評価の新設、院内トリアージの評価の新設
H26年度		手術・処置の休日・時間外・深夜加算の見直し		評価の充実、対象病棟の拡大			紹介状なしで大病院を受診する場合の定額負担の導入
H28年度			・産休・育休等に係る常勤要件の緩和 ・脳卒中ケアユニットの夜間の医師の勤務体制の緩和			・産休・育休等に係る常勤要件の緩和	
H30年度			総合入院体制加算において ・効果のある負担軽減策を計画に含むことを要件化 ・評価の対象となる項目を整理	常勤要件等の拡大の緩和	特定行為研修の評価を導入	・重症度、医療・看護必要度の測定に係る負担の軽減（必要度Ⅱの導入） ・業務の効率化・合理化 / 総合入院体制加算において、 ・効果のある負担軽減策を計画に含むことを要件化 ・評価の対象となる項目を整理	対象病院の拡大・評価の充実
R2年度	地域医療体制確保加算新設					重症度、医療・看護必要度の測定に係る負担の軽減（B項目評価方法の見直し）	

●図 2-3　診療報酬における働き方改革に向けたこれまでの取り組みについて

●表 2-2　平成 30 年度(上)と令和 2 年度の診療報酬における特定行為研修の評価

評価項目	特定行為研修において該当する区分
■ B001 糖尿病合併症管理料 　糖尿病足病変ハイリスク要因を有する入院中の患者以外の患者であって、医師が糖尿病足病変に関する指導の必要性があると認めた場合で医師又は医師の指示に基づき看護師が当該指導を行った場合に、月に1回に限り算定する。 糖尿病合併症管理料の要件である「適切な研修」	以下の2区分とも修了した場合 ○創傷管理関連 ○血糖コントロールに係る薬剤投与関連
■ B001 糖尿病透析予防指導管理料 　糖尿病の患者であって、医師が透析予防に関する指導の必要性があると認めた入院中の患者以外の患者に対して、看護師又は保健師及び管理栄養士等が共同して必要な指導を行った場合に、月1回に限り算定する。 糖尿病透析予防指導管理料の看護師の要件である「適切な研修」	○血糖コントロールに係る薬剤投与関連
■ C013 在宅患者訪問褥瘡管理指導料 　重点的な褥瘡管理を行う必要が認められる患者(在宅での療養を行っているものに限る。)に対して、患者の同意を得て、当該保険医療機関の保険医、管理栄養士、看護師又は連携する他の保険医療機関等の看護師が共同して褥瘡に関する計画的な指導管理を行った場合には、初回のカンファレンスから起算して6月以内に限り、当該患者1人につき2回に限り所定点数を算定する。 在宅患者訪問褥瘡管理指導料の要件である「所定の研修」	○創傷管理関連
■ A301 特定集中治療室管理料1及び2 　1回の入院について、当該治療室に入院させた連続する期間1回に限り算定できる。対象となる患者は、次に掲げる状態にあって、医師が特定集中治療室管理が必要であると認めた者。 ア 意識障害又は昏睡　カ 重篤な代謝障害 イ 急性呼吸不全又は慢性呼吸不全の　キ 広範囲熱傷 　急性増悪　ク 大手術後 ウ 急性心不全(心筋梗塞含む)　ケ 救急蘇生後 エ 急性薬物中毒　コ その他外傷、破傷風等で重篤な状態 オ ショック 特定集中治療室管理料1及び2の施設基準で求める「集中治療を必要とする患者の看護に係る適切な研修」	以下の8区分をすべて修了した場合 ○呼吸器(気道確保に係る)関連 ○呼吸器(人工呼吸療法に係るもの)関連 ○栄養及び水分管理に係る薬剤投与関連 ○血糖コントロールに係る薬剤投与関連 ○循環動態に係る薬剤投与関連 ○術後疼痛管理関連 ○循環器関連 ○精神及び神経症状にかかる薬剤投与関連

評価項目	特定行為研修において該当する区分
■ A200 総合入院体制加算 　病院の医療従事者の負担軽減及び処遇の改善に資する体制として、次の体制を整備していること ア〜ウ、オ(略)エ「医療従事者の負担の軽減及び処遇の改善に資する計画」には次に挙げる項目のうち少なくとも3項目以上を含んでいること。(イ)〜(ニ)、(ヘ)、(ト)(略) (ホ)特定行為研修修了者である看護師の複数名配置及び活用による医師の負担軽減 医療従事者の負担の軽減及び処遇の改善に関する計画の項目の1つ	○特定行為研修修了者である看護師 特定行為に係る看護師の研修制度により厚生労働大臣が指定する指定研修機関において行われる研修のうち、いずれの区分であっても該当する。また、領域別パッケージ研修も該当する。
■ L010 麻酔管理料Ⅱ 　担当医師が実施する一部の行為を、麻酔中の患者の看護に係る適切な研修を修了した常勤看護師が実施しても差し支えないものとする。また、この場合において、麻酔前後の診察を行った担当医師又は麻酔科標榜医は、当該診察の内容を当該看護師に共有すること。 麻酔管理料Ⅱの要件である「適切な研修」	以下のいずれかの研修を修了した看護師 ①術中麻酔管理領域(パッケージ研修) ②以下の6区分をすべて修了した場合 ・呼吸器(気道確保に係るもの)関連 ・呼吸器(人工呼吸療法に係るもの)関連 ・動脈血液ガス分析関連 ・栄養及び水分管理に係る薬剤投与関連 ・術後疼痛管理関連 ・循環動態に係る薬剤投与関連
■ C300 特定保険医療材料 　在宅における特定保険医療材料の追加 在宅医療において、患者の診療を担う保険医の指示に基づき、当該保険医の診療日以外の日に訪問看護ステーション等の看護師等が当該患者に対し点滴又は処置等を実施した場合に、使用した薬剤の費用については薬剤料、特定保険医療材料の費用については特定保険医療材料料により、当該保険医療機関おいて算定する。 011 膀胱瘻用カテーテル 012 交換用胃瘻カテーテル (1)胃留置型①バンパー型 ア ガイドワイヤーあり ガイドワイヤーなし 　　　　　　②バルーン型 (2)小腸留置①バンパー型 ②一般型 013 局所陰圧閉鎖処置用材料 014 陰圧創傷治療用カートリッジ	特定保険医療材料の算定に関連する特定行為 ①ろう孔管理関連 ・胃ろうカテーテル若しくは腸ろうカテーテル又は胃ろうボタンの交換 ・膀胱ろうカテーテルの交換 ②創傷管理関連区分のうち ・創傷に対する陰圧閉鎖療法

「3）医療従事者の負担軽減等に対する評価」としては、例えば、重症度、医療・看護必要度の測定に係る負担の軽減として、必要度Ⅱが導入されました。業務の効率化・合理化、総合入院体制確保加算において、効果のある負担軽減策を計画に含むことを要件化し、評価の対象となる項目も整理されました。令和2（2020）年、4（2022）年とひきつづいて、さらに重症度、医療・看護必要度の測定に係る負担の軽減、B項目評価方法の見直しや削除、新たな項目追加が行われました。一部を紹介しますと「点滴ライン同時3本以上の管理」を「注射薬剤3種類以上の管理」に変更、「輸血や血液製剤の管理」の点数を1点から2点に変更、「心電図モニターの管理」の削除などが、令和4（2022）年の改定内容となります。

現在は200床以上が必要度Ⅱ対象ですが、ここからは、いずれはすべての病床規模で必要度Ⅱへの移行を見据えてあろうことが伺えます。

日本看護協会のタスク・シフト／シェアへの取り組み

日本看護協会も「医療従事者の負担軽減、看護師等の働き方改革の推進」に力を入れ、働き方改革、タスクシェア・タスクシフトが盛んに整備されるようになりました。医師の働き方改革だけでなく、日本看護協会では看護師のタスクシェア・タスクシフトにも取り組み、さまざまなデータを収集し要望書の提出など法整備を進めています。また、ホームページでは、プロトコールを用いた包括的指示の活用フォローなども紹介しています。

厚生労働省は「医師の働き方改革を進めるためのタスク・シフト／シェアの推進に関する検討会」を開催していますが、そのメンバーには日本看護協会等から看護師も参加し議論が行われ、日本看護協会は、2022年6月に『看護門性の発揮に資するタスク・シフト／シェアに関するガイドライン及び活用ガイド』を公表しました。

タスク・シフト／シェアに関する通知について

2021年5月の「良質かつ適切な医療を効率的に提供する体制の確保を推進するための医療法等の一部を改正する法律」の公布を受け、タスク・シフ

ト／シェアに関する省令改正や通知の発出がなされました。「看護」に影響の大きい通知であるため、看護管理者として一読するとともに、自施設、自部署においても「これからの看護の在り方の検討」を早急に実施すべき内容だといえます。日本看護協会の重点事業「看護職の専門性の発揮に資するタスク・シフト／シェアに関する事業」でも関連情報について発信されており、看護管理者として目が離せない項目だといえます。

　業務独占とされている職種は、医師、薬剤師、助産師、看護師および診療放射線技師などが挙げられます。診療放射線技師とその他の医療関係職種については、看護師の業務独占を一部解除する形で、診療の補助の一部を実施することができます（**図2-4**）[6]。そこで、多職種と連携し、どの部分をどの職種が担うかなど、施設のなかで検討委員会を設置した病院もあります。

　次回の診療報酬改定でも働き方改革に関連した項目としてタスク・シフト

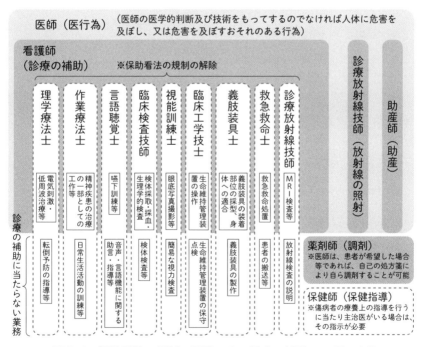

●図 2-4　保助看法の規制の解除による診療の補助の一部の実施

／シェアに関する内容は改定されていくことは間違いないでしょう。プロトコールを用いた包括的指示の検討（図2-5）[7] や看護師のアセスメント能力向上研修等など、看護管理者には、今から先を見越した対応をすることが望まれます。

患者特定あり（検査または治療）	患者特定なし（検査のみ）
医療機関においてあらかじめプロトコールを整備	

〈記載事項〉
①対応可能な病態の変化の範囲
②実施する薬剤の投与、採血・検査の内容およびその判断の基準
③対応可能な範囲を逸脱した場合の医師への連絡等

〈記載事項〉
①対応可能な患者の範囲
②対応可能な病態の変化の範囲
③実施する採血・検査の内容およびその判断の基準
④対応可能な範囲を逸脱した場合の医師への連絡等

〈例〉排便の状況に応じた下剤、止痢剤、整腸剤等の使用
皮膚の状況に応じた軟膏やドレッシング材等の使用
潰瘍の状況に応じた鎮痛薬や湿布等の使用

〈例〉胸痛⇒12誘導心電図検査、採血検査等
肺炎疑い⇒採血、培養検査等

医師が診察し、患者AにプロトコールBで対応するよう指示

医師が①②に該当する患者が発生した場合プロトコールに基づき対応するよう指示

看護師のアセスメント

①の状態が生じているかを判断
↓
①の状態が生じた場合には、プロトコールに基づき検査または薬剤投与等の代行入力や実施

①②に該当する状態かを判断
↓
①②の範囲に該当する場合にはプロトコールに基づき検査の代行入力や実施

看護師が即座に対応

●図2-5　プロトコールを用いた包括的指示の活用フロー

新型コロナウイルス感染症の対応

　令和4（2022）年の改定では、働き方改革をさらに進めるとともに、新型コロナウイルス感染症の拡大を踏まえ、当該感染症をはじめとする新興感染症等への対応力の強化を図ることが重要なテーマとされました。詳細は次章で述べますのでここでは詳しく述べませんが、診療報酬改定の説明会資料にも重点課題として（1）新型コロナウイルス感染症等にも対応できる効率的・効果的で質の高い医療提供体制の構築を掲げています（図2-6）。具体的方向性の例として、「当面、継続的な対応が見込まれる新型コロナウイルス感染症への対応」「医療計画の見直しも念頭に新興感染症等に対応できる医療提供体制の構築に向けた取組」としています。まだまだ終息とは言い難い状況下であるなか、看護管理者には、先を見越して継続した対策が望まれます。

（1）新型コロナウイルス感染症等にも対応できる効率的・効果的で
　　質の高い医療提供体制の構築【重点課題】

【具体的方向性の例】

○当面、継続的な対応が見込まれる新型コロナウイルス感染症への対応

○医療計画の見直しも念頭に新興感染症等に対応できる医療提供体制の構築に向けた取組

○医療機能や患者の状態に応じた入院医療の評価

○外来医療の機能分化等

○かかりつけ医、かかりつけ歯科医、かかりつけ薬剤師の機能の評価

○質の高い在宅医療・訪問看護の確保

○地域包括ケアシステムの推進のための取組

●図2-6　令和4年度診療報酬改定の重点課題で謳われた
　　　　　新型コロナウイルス感染症への対応

診療報酬改定と政策誘導

　読者のみなさんは、政策誘導という言葉をご存じでしょうか。ここでは、診療報酬を用いて、どのように医療政策を進めていくかという政策誘導についてお話します。

　医療費を抑制するためにどのような政策を行えばよいのかと考えたとき、例えば、「在院日数の短縮化」は、その一つの手段といえるでしょう。一昔前は、「社会的入院」という言葉もありました。少し前には、急性期医療の必要がないのに、ご自宅での療養が困難となった高齢者が定期的に入院する、この社会的入院は珍しいものではありませんでした。ここまで医療費が逼迫するとは思ってもいなかった時代ゆえのことだといえるでしょう。

　しかしその後、少子高齢化が進み医療費も増大してくるなか、介護保険が登場し、医療と介護の区別が明確化されました。そして、在院日数も短縮化され、退院支援が盛んに行われるようになりました。在院日数が短縮化されれば、必要な医療資材を集中的に使うことができます。短期集中させることで費用も抑えることができます。必要な医療を必要なところに必要な部分だけ使うことが可能となります。

　こうしたことを実現するため、診療報酬で政策誘導がかかります。とはいえ、「在院日数を短くするように」と言われても、すぐに短縮できるわけではありません。そこで、診療報酬という形で「お金」というインセンティブをつけるようにするわけです。7：1看護のように基準を設け、そのなかに在院日数も盛り込んでいくと、必然的に高い点数を確保するためには在院日数も短くなっていくという仕組みです。入院による医療費を削減するためには「自宅で療養を」というかけ声だけではなく、金銭に代表される何らかのメリットによる誘導が必要となります。病院だけでなく、在宅医療や訪問看護の点数も改定し、在宅や施設看取りを推奨するような報酬体系にすることにより、帰り先を整えることは収入の増加につながり、それは在院日数短縮化にもつながっていくわけです。

「入退院支援」もその一つ

　地域包括ケアシステムの構築は、超高齢社会を迎えた日本において最重要課題の一つといえます。現在、全国各地で構築が進んでいる地域包括ケアシステムの起源は、1980年代、広島県御調町（現在は尾道市）の「みつぎ総合病院」という公立総合病院にあるとされます。

　「寝たきりゼロ」を目的に、医療・行政が連携した実践的な取り組みを主導し、その取り組みに「地域包括ケアシステム」という名前がつけられました。その後、地域包括ケアシステムに関する研究は進み、2014年に施行された「医療介護総合確保推進法」では、医療・介護を同等に取り扱い、地域包括ケアシステムを構築することが明記されました。医療と介護、それぞれの分野が協働し「医療・介護・予防・生活支援・住まいと住まい方」といった「地域包括ケアシステムの概念図」なども登場しました（図2-7）[8]。

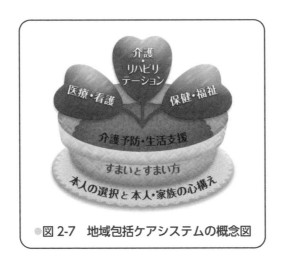

●図2-7　地域包括ケアシステムの概念図

　平成30（2018）年度の診療報酬改定においても地域包括ケアシステム構築の強化が重点項目として盛り込まれ、その中に「入退院支援の推進」という項目があります。これは、退院だけを視野に入れるのではなく、入院前から支援を行ないスムーズな退院へとつなげていくためのものです。

過去をさかのぼれば、入院患者への「退院支援」に対する診療報酬には、入院患者への退院支援に対する診療報酬については 2008 年から退院調整加算が算定され、2016 年からは退院支援加算の名称で算定されています。 加算点数の高い退院支援加算 1 を算定するには、入院後 3 日以内に退院に向けて困難が予測される患者を特定、7 日以内に患者・家族との面談などが要件となっていました。入院患者への退院支援に対する診療報酬については平成 20（2008）年からは退院調整加算が算定され、平成 28（2016）年からは「退院支援加算」の名称で算定されていました。これが令和 2（2020）年の改定で、「入退院支援加算」へと変わりました。「患者が安心・納得して退院し、早期に住み慣れた地域で療養や生活を継続できるように」行う支援を評価するものになります。取得のためには入退院支援を専門に実施する部署を設置し、看護師・社会福祉士が配置されていることに加え、各病棟へ退院支援担当者の配置、地域の関係機関との退院支援に関する情報共有、ケアマネジャーとの連携実績などが求められています。より充実した多職種連携が必要となっています。

　在院日数を短くするには、帰り先（退院）の確保が重要となります。このように入退院支援をしっかりと行うために人員の整備などが図れるよう、診療報酬が政策誘導として使われているのです。

医療安全対策の動向から振り返る

　国が「医療安全」体制の構築に力を入れるきっかけとなった医療事故として、平成 11（1999）年 1 月の横浜市立大学附属病院で行われた心臓手術患者と肺手術患者を間違えて移送し、異なる部位の手術実施した事故が挙げられます。その翌月、平成 11（1999）年 2 月には、都立広尾病院で血管内に血液凝固阻止剤と消毒薬を間違えて点滴し、死亡するといった事故が発生しました。翌年、平成 12（2000）年 2 月には、京都大学医学部附属病院にて人工呼吸器の加湿器に蒸留水とエタノールを間違えて注入し、エタノール 中毒死事例が発生しました。 同じく平成 12（2000）年 4 月には、東海大学付属病院で経腸栄養ルートと間違えて、血管内に内服薬を点滴し、死亡するという事例が起きました。そこで、「To Err is Human（人は誰でも間違

36

える）」（1999年、米国 Institute of Medicine のレポート）ことを前提に、「事故はあってはならない」から「間違っても（事故をおこしても）障害に至らないようにするにはどうすればよいか」を考えるようになりました。

　医療安全を組織に根付かせるためには、お金で人を動かす政策誘導、すなわち「加算」を付けるようにすることが日本の医療界ではよく行われています。医療安全、感染管理に関しても加算が導入されました。医療安全、感染管理に関する専従または専任の人員配置やその他の要件を満たせば「5点」が加算されるようになりました。そして、各病院や施設が加算取得に取り組むと、今度は「やっていなければ減算します」と「未実施減算5点」に変化しました。そうすると、ますますどの病院も体制の充実に取り組みます。こうした事情を背景に、医療安全や感染管理に関しては行っていて当たり前の時代となりました。

診療報酬とはしご外し

　読者のみなさんは、「はしごを外される」という言葉を聞いたことはありますか。診療報酬改定の研修会で耳にした方もおられるかもしれません。

　厚生労働省は政策誘導を行う際、まずはみんなが飛びついてくれるように時代を反映した「おいしい掘り出し物」を診療報酬改定に盛り込みます。それに対して病院、施設側は算定できるように体制を整えていきます。しかし、多くの病院が実施するようになると、今度は加算要件の見直しで点数を下げたり、厳しくしたり、あるいは加算そのものをなくしたりといったことが行われます。

　例えば、今回の改定では、「コロナ検査費」が突然の「はしご外し」となりました。中央社会保険医療協議会（中医協）の会議のなかで「新型コロナウイルス感染症の検査に係る保険収載価格の見直し」が提案され、「実勢価格を踏まえて保険収載価格の検証」を行い、見直しが行われました。

　コロナが猛威を振るう当初は、検体検査を行う機関も少なく、保険点数を高くせざるを得ない状況にありました。しかし、ある程度状況が落ち着いてくると、今度は現状を踏まえ、検査の点数を大幅に引き下げる案が提示されたのです。保健所での検査体制が追い付かないなか、日常の診療業務を調整

しながら検査を行ってきた医療機関の打撃は大きいものとなりました。

　これまで国の政策誘導のもと、さまざまな医療・介護サービスが診療報酬や介護報酬で手厚く評価された後に、はしご外しにあうということが行われてきました。団塊の世代が後期高齢者となる2025年を見据え、地域包括ケアシステムで大きな役割を担う目的で平成26（2014）年度の診療報酬改定で創設された地域包括ケア病棟入院料・入院医療管理料も、令和4（2022）年の診療報酬改定では、かなり厳しい対応が迫られました。国が推進するサービスに参入したとしても、いつかは必ずはしごが外されます。

　しかし、「いつか、はしごが外されるから」と何もしないのではなく、いずれ外されることを想定し、その時にどう対応すればよいのかを前もって考え戦略を立てていくことが経営陣には求められています。看護の立場で経営参画を求められる看護管理者にも同じことが求められているといっても過言ではありません。

引用・参考文献
1) 公益社団法人日本看護協会　診療報酬について
　https://www.nurse.or.jp/nursing/practice/health_system/fee/index.html
2) 第145回社会保障審議会医療保険部会　資料1　令和4年度診療報酬改定の基本方針について　https://www.mhlw.go.jp/content/12401000/000834633.pdf
3)、4)、5) 同上
6) 令和3年4月5日 厚生労働省医政局 参考資料（良質かつ適切な医療を効率的に提供する体制の確保を推進するための医療法等の一部を改正する法律案）　https://www.soumu.go.jp/main_content/000744396.pdf
7) 公益社団法人日本看護協会　協会ニュース 2022年5月号　https://www.nurse.or.jp/home/opinion/news/2022/05_01.html
8) 平成28年3月 地域包括ケア研究会報告「地域包括ケアシステムと地域マネジメント」
9) 厚生労働省　診療報酬改定について　https://www.mhlw.go.jp/stf/seisakunitsuite/bunya/0000106602.html
10) 日経メディカルワークス　コラム：記者の目「政策誘導の「はしご」は外されるのが当たり前？」　https://works.medical.nikkeibp.co.jp/articles/39155/
11) 一般社団法人日本医療安全調査機構（医療事故調査・支援センター）　制度関係資料
　https://www.medsafe.or.jp/modules/document/index.php?content_id=1

参考通達
厚生労働省医政局長通知「良質かつ適切な医療を効率的に提供する体制の確保を推進するための医療法等の一部を改正する法律」の公布について」医政発0528第1号・令和3年5月28日
厚生労働省医政局長通知「臨床検査技師等に関する法律施行令の一部を改正する政令等の公布につ

いて」医政発 0709 第 7 号・令和 3 年 7 月 9 日
厚生労働省医政局長通知「良質かつ適切な医療を効率的に提供する体制の確保を推進するための医療法等の一部を改正する法律の一部の施行について（救急救命士法関係）」医政発 0901 第 15 号・令和 3 年 9 月 1 日
厚生労働省医政局長通知「現行制度の下で実施可能な範囲におけるタスク・シフト / シェアの推進について」医政発 0930 第 16 号・令和 3 年 9 月 30 日
厚生労働省医政局地域医療計画課長通知「良質かつ適切な医療を効率的に提供する体制の確保を推進するための医療法等の一部を改正する法律の一部の施行（救急救命士法関係）に伴う関係通知の改正等について」医政地発 0930 第 1 号・令和 3 年 9 月 30 日

3章

看護部長・看護師長が
知っておきたい
診療報酬を読み解くポイント

3 看護管理者には診療報酬の背景を含めた理解が求められる

診療報酬を読み解く必要性

　看護管理者に必要とされるスキルとして、専門的な知識スキル（Technical Skill）、人間関係やコミュニケーションスキル（Human Skill）だけではなく、もっとも必要とされるスキルとして概念化スキル（Conceptual Skill）（図3-1）が挙げられます。これは、組織における意思決定のもととなる判断力であり、さまざまな現象の特殊性を抽象化することができるため、奥にある意味を広く分析的に考え、物事を本質的に捉えることが可能になります。この概念化の能力を高めることで、論理的に物事を捉えることができ、時代に即したブレのないい「あるべき姿」を見出すことで、将来的な組織の方向性を探ることができるようになります。

　診療報酬改定においては、新設された加算や要件の改定内容を読み込んで理解することだけではなく、改定された背景にどのような意味があるのだろうかということを考えることも必要になります。看護管理者には、ただ単に「（報酬単価が）高くなってよかった」「安くなってどうしよう」ということではなく、将来的な予測を含めて時代の現状を理解するために診療報酬改定におけるプロセスと情報を理解しておくことが望まれます。そうすれば、「診療報酬が改定されたので業務のプロセスを変更します」だけではなく、「なぜこのような改定や変更があったのか。今、何が求められているのか」と意味から説明をして業務プロセスを変更できれば、スタッフも理解して動きやすくなり、また、目的を理解していればいたずらに難しく考えることなく、変更や導入に向けた取り組みが容易になるかもしれません。

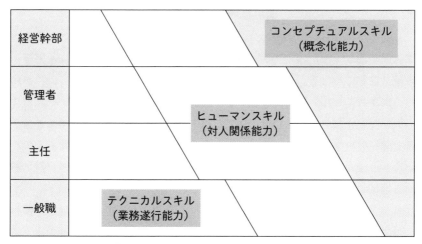

●図 3-1　マネジメント層に必要とされる概念化能力（カッツモデル）

令和 4 年度診療報酬改定の基本方針を見る

　下記は、厚生労働省が示した「令和 4 年度診療報酬改定の基本方針（概要）」です。

改定にあたっての基本認識

○ 新興感染症等にも対応できる医療提供体制の構築など医療を取り巻く
　課題への対応

○ 健康寿命の延伸、人生 100 年時代に向けた「全世代型社会保障」の
　実現

○ 患者・国民に身近であって、安心・安全で質の高い医療の実現

○ 社会保障制度の安定性・持続可能性の確保、経済・財政との調和社会
　保障の機能強化と持続可能性の確保を通じて、安心な暮らしを実現し、
　成長と分配の好循環の創出に貢献するという視点も重要。

🌑 自院の地域での役割、存在価値の明確化が求められる

　今回の改定においては新型コロナウイルス感染症に対応することが優先的な課題であり、医療機能の分化・強化、連携等における検討では、「外来・入院・在宅にわたる」という言葉を含めた方向性の明確化が基本方針に後から追加されました。新型コロナウイルス感染症によって、地域の一般診療にも大きな影響があり、感染症に対する病床確保やその運営についてもさまざまな問題も重なっており、医療機能のあり方が議論されていました。そのためにも今後どのような地域包括ケアシステムを構築していくのか、自院における地域の役割や存在価値を明確にすることが求められます。

　そして、2025 年には団塊の世代が後期高齢者になり、2040 年には団塊ジュニア世代が 65 歳となるため、生産年齢人口が減少するなかどのように高齢者を支えていくのか、今後注目していかなければなりません。介護保険の改定とともに、診療報酬改定も高齢者の保障制度が継続的に検討されており、医療・介護費用の高騰を全世代で支えていかなければならない時代へと変化することが求められています。そのためにも、医療需要が高まるなかで医療に関わるすべての人が役割を整備し、医師や看護師の専門性を高くすることや働き方の改革が必要になります。厚生労働省が示している具体的な方法は以下になります。

改定の基本的視点と具体的方向性を知る

（1）　新型コロナウイルス感染症等にも対応できる効率的・効果的で質の高い医療提供体制の構築【重点課題】

【具体的方向性の例】

○当面、継続的な対応が見込まれる新型コロナウイルス感染症への対応

○医療計画の見直しも念頭に新興感染症等に対応できる医療提供体制の構築に向けた取組

○医療機能や患者の状態に応じた入院医療の評価

○外来医療の機能分化等

○かかりつけ医、かかりつけ歯科医、かかりつけ薬剤師の機能の評価

○質の高い在宅医療・訪問看護の確保
○地域包括ケアシステムの推進のための取組

　基本方針の重点課題（1）として挙げられたことは、前述したように、ここのキーワードとなるのが、地域包括システム構築のための外来・入院における病院の機能を明確にするとともに、在宅を推進するための診療・看護の強化が必要になります。そのために必要な入退院支援を充実させることは必須になります。そして、看護にとっては、看護配置にかかわる診療報酬改定が脅威になるか機会になるかの分かれ道にもなります。現場で働く多くの看護職は、今の入院における看護配置に不満を持っているかもしれません。諸外国に比べても、我が国の入院患者に対する看護師の配置は手薄であることが明らかになっています（表3-1）。

　諸外国と比べ、入院患者の重症度・看護必要度や病床回転率は低いのかもしれませんが、最近の入院における看護職の業務量は確実に増えています。それにも関わらず、看護配置の規制が強くなることを理解し、対応するには、この先に少子高齢化の時代に突入しようとすることや、国や看護界の動向など常に情報をキャッチしておくことが必要になります。また、慢性期における看護職の配置が手薄いなかで、医療依存度の高い患者の入院が望まれています。データ上では、看護職が頑張りすぎているおかげで現場に余裕があるということなのか、看護が手薄いままの状況で、経口摂取への移行に向けた取り組みが求められたり、感染予防のためのモニタリングを行うなどさまざまな要件が加わってきます。

　もちろん個々の看護職は満足できる看護を提供することを望んでいるので、基準以上の配置をするには自施設で努力するしか方法はないのかという疑問を持つこともあるでしょう。診療報酬改定に向けた調査などの結果から、このような状況に変化することは、患者・家族にとっても必要な医療・看護であることは間違いはなく、より手厚い高度な看護が求められていくこの時代の中で、どのように対応していくかを考えていかなければなりません。また、看護配置が手薄い夜間などを充実させることは、加算などを活用して人員増を目指したいところですが、人件費に見合った加算であれば人員増の交渉に

も使えるのですが、そうはなっていないため、経営とケアの質の間でジレンマを抱えている看護管理者もいるかもしれません。

そして、いうまでもなく新型コロナウイルスに関連する情報や社会の動向については、常にキャッチしておくことは、この時代、必須の事柄となります。

●表3-1　OECD急性期医療提供体制の各国比較（2021）

国名	急性期病棟 平均在院日数	人口千人当たり 急性期病床数	人口千人当たり 看護職員数
日本	16.1	7.8	11.8
ドイツ	7.5	6.0	13.2
フランス	5.4	3.0	10.8
韓国	7.5	7.1	7.2
アメリカ	5.5	2.5	11.9

日本とアメリカを比較すると、急性期病床が日本はアメリカの1/3に対し、人口千人当たりの看護職員数が同等であることから、日本の急性期病床に配置されている看護職員数はかなり低いと考えられる。

出典：令和4年3月4日 第7回第8次医療計画等に関する検討　参考資料3より

（2）安心・安全で質の高い医療の実現のための医師等の働き方改革等 の推進【重点課題】

【具体的方向性の例】

○医療機関内における労務管理や労働環境の改善のためのマネジメントシステムの実践に資する取組の推進

○各職種がそれぞれの高い専門性を十分に発揮するための勤務環境の改善、タスク・シェアリング、タスク・シフティング、チーム医療の推進

○業務の効率化に資するICTの利活用の推進、その他長時間労働などの厳しい勤務環境 の改善に向けての取組の評価

○地域医療の確保を図る観点から早急に対応が必要な救急医療体制等の確保
○令和3年11月に閣議決定された経済対策を踏まえ、<u>看護の現場で働く
方々の収入の引上げ</u>等に係る必要な対応について検討するとともに、負担
軽減に資する取組を推進

　今回の改定では医療職の負担軽減だけではなく、処遇改善も盛り込まれて
います。介護に関しては以前より「介護職処遇改善加算」があり「キャリア
パス要件」「職場環境等要件」を整備していれば賃金に加算することができ
ました。今回は看護職における処遇改善の措置を行い、下記のように、コロ
ナ禍における看護職員の離職防止や確保に向けた国の対応が明確になりまし
た。

看護における処遇改善について

看護職員の処遇改善については、「コロナ克服・新時代開拓のための経済
対策」（令和3年11月19日閣議決定）及び「公的価格評価 検討委員会
中間整理」（令和3年12月21日）を踏まえ、令和4年度診療報酬改定
において、地域でコロナ医療など一定の役割を担う医療機関（注1）に
勤務する看護職員を対象に、10月以降収入を3%程度（月額平均12,000
円相当）引き上げるための処遇改善の仕組み（注2）を創設する。これ
らの処遇改善に当たっては、介護・障害福祉の処遇改善加算の仕組みを
参考に、予算措置が確実に賃金に反映されるよう、適切な担保措置を講
じることとする。

（注1）救急医療管理加算を算定する救急搬送件数200台／年以上の医療機関及び三次救急を担
う医療機関
（注2）看護補助者、理学療法士・作業療法士等のコメディカルの処遇改善にこの処遇改善の収
入を充てることができるよう柔軟な運用を認める。
出典：令和3年12月22日大臣折衝事項（抄）

　そして、医師に対しては医師事務作業補助者加算などの引き上げの他に、
2024年4月から時間外労働の上限規制が盛り込まれるため、「医師労働時
間短縮計画作成ガイドライン第1版」「医療機関の医師の労働時間短縮の取

り組の評価に関するガイドライン第1版」などが令和4年4月に厚生労働省から公表されています。この2年間の間に病院として計画的に取り組み対応をすることが必要になります。

　日本の医師数に関してもOECD（経済協力開発機構）における2019年のデータでは、人口1000人当たりの医師数は2.4人であり、加盟国（38ヵ国）の平均が3.5人に比べると日本の医師数が諸外国に比べて少ないことがわかります（医療関連データの国際比較-OECD Health Statistics 2019）。そして、看護職同様に少子高齢社会の中で医療や介護を支える専門職の確保は大きな課題ともいえます。医師数が少ないなかで負担が大きい労働条件は速やかに改善していかなければなりません。そのためにも医療職の専門性を高め、チーム医療を推進することも看護における大きな役割にもなります。現在、専門・認定看護の他に、特定行為における研修についても研修施設や修了者が多くなりました。この特定行為研修修了者（表3-2）が増えることは、医師の労働時間短縮（表3-3）にもつながります。

●表 3-2　特定行為に係る看護師の研修制度

特定行為区分の名称	特定行為
呼吸器（気道確保に係るもの）関連	経口用気管チューブ又は経鼻用気管チューブの位置の調整
呼吸器（人工呼吸療法に係るもの）関連	侵襲的陽圧換気の設定の変更
	非侵襲的陽圧換気の設定の変更
	人工呼吸管理がなされている者に対する鎮静薬の投与量の調整
	人工呼吸器からの離脱
呼吸器（長期呼吸療法に係るもの）関連	気管カニューレの交換
循環器関連	一時的ペースメーカの操作及び管理
	一時的ペースメーカリードの抜去
	経皮的心肺補助装置の操作及び管理
	大動脈内バルーンパンピングからの離脱を行うときの補助の頻度の調整
心嚢ドレーン管理関連	心嚢ドレーンの抜去
胸腔ドレーン管理関連	低圧胸腔内持続吸引器の吸引圧の設定及び設定の変更
	胸腔ドレーンの抜去
腹腔ドレーン管理関連	腹腔ドレーンの抜去（腹腔内に留置された穿刺針の抜針を含む。）
ろう孔管理関連	胃ろうカテーテル若しくは腸ろうカテーテル又は胃ろうボタンの交換
	膀胱ろうカテーテルの交換
栄養に係るカテーテル管理（中心静脈カテーテル管理）関連	中心静脈カテーテルの抜去
栄養に係るカテーテル管理（末梢留置型中心静脈注射用カテーテル管理）関連	末梢留置型中心静脈注射用カテーテルの挿入
創傷管理関連	褥瘡又は慢性創傷の治療における血流のない壊死組織の除去
	創傷に対する陰圧閉鎖療法
創部ドレーン管理関連	創部ドレーンの抜去
動脈血液ガス分析関連	直接動脈穿刺法による採血
	橈骨動脈ラインの確保
透析管理関連	急性血液浄化療法における血液透析器又は血液透析濾過器の操作及び管理
栄養及び水分管理に係る薬剤投与関連	持続点滴中の高カロリー輸液の投与量の調整
	脱水症状に対する輸液による補正
感染に係る薬剤投与関連	感染徴候がある者に対する薬剤の臨時の投与
血糖コントロールに係る薬剤投与関連	インスリンの投与量の調整
術後疼痛管理関連	硬膜外カテーテルによる鎮痛剤の投与及び投与量の調整
循環動態に係る薬剤投与関連	持続点滴中のカテコラミンの投与量の調整
	持続点滴中のナトリウム、カリウム又はクロールの投与量の調整
	持続点滴中の降圧剤の投与量の調整
	持続点滴中の糖質輸液又は電解質輸液の投与量の調整
	持続点滴中の利尿剤の投与量の調整
精神及び神経症状に係る薬剤投与関連	抗けいれん剤の臨時の投与
	抗精神病薬の臨時の投与
	抗不安薬の臨時の投与
皮膚損傷に係る薬剤投与関連	抗癌剤その他の薬剤が血管外に漏出したときのステロイド薬の局所注射及び投与量の調整

●表 3-3　特定行為研修終了者配置による医師の労働時間への影響

（研究方法）

デザイン：後ろ向き調査及び研修修了者へのヒアリング

調査項目：出退勤時刻に基づいた医師の年間勤務時間

調査期間：特定行為研修修了者配置前 2016 年度

　　　　　特定行為研修修了者配置後 2017 年・2018 年度

調査施設：特定機能病院（500 床以上）

修了者の配置：心臓血管外科に 2 名の特定行為研修修了者（21 区分修了）を配置

（研究結果）

特定行為研修修了者の配置前と比べ、

配置後に医師の年間平均勤務時間が有意に短縮。

	配置前	配置後	P 値
医師一人あたりの 年間平均勤務時間	2390.7 時間 （SD:321.2）	**1944.9 時間** （SD:623.2）	0.008

研修修了者の活動内容

◆病棟管理を主とし、それまで医師が実施していた外来との調整や入院のベッドコントロールを実施

◆医師不在時は、病棟看護師からの相談・報告を受けて、医師の包括指示の範囲内で対処

◆修了者 2 名で、1 ヵ月間で 28 の特定行為を計 281 件実施

〈実施内容〉

術前の患者管理（検査・他科依頼・麻酔科外来）、心臓血管外科外来、病棟回診・処置の介助、看護師との合同カンファレンス、ICU での術後管理（人工呼吸器管理など）、CV 抜去や PICC 挿入、輸液量の調整など

〈ヒアリング前1ヵ月間で実施した特定行為〉

特定行為	実施件数
経口用気管チューブ又は経鼻用気管チューブの位置の調整	5
侵襲的陽圧換気の設定の変更	20
非侵襲的陽圧換気の設定の変更	3
人工呼吸管理がなされている者に対する鎮静薬の投与量の調整	10
人工呼吸器からの離脱	5
気管カニューレの交換	5
一時的ペースメーカの操作及び管理	11
一時的ペースメーカリードの抜去	9
経皮的心肺補助装置の操作及び管理	5
大動脈内バルーンパンピングからの離脱を行うときの補助の頻度の調整	1
心嚢ドレーンの抜去	11
低圧胸腔内持続吸引器の吸引圧の設定及びその変更	11
胸腔ドレーンの抜去	12
中心静脈カテーテルの抜去	11
末梢留置型中心静脈注射用カテーテルの挿入	8
褥瘡又は慢性創傷の治療における血流のない壊死組織の除去	2
創傷に対する陰圧閉鎖療法	18
創部ドレーンの抜去	7
直接動脈穿刺法による採血	23
持続点滴中の高カロリー輸液の投与量の調整	7
脱水症状に対する輸液による補正	20
感染徴候がある者に対する薬剤の臨時の投与	4
インスリンの投与量の調整	5
持続点滴中のカテコラミンの投与量の調整	20
持続点滴中のナトリウム、カリウム又はクロールの投与量の調整	13
持続点滴中の降圧剤の投与量の調整	22
持続点滴中の糖質輸液又は電解質輸液の投与量の調整	10
持続点滴中の利尿剤の投与量の調整	3

出典：令和元年度厚生労働科学研究費補助金　看護師の特定行為の修了者の活用に際しての方策に
関する研究　研究代表者 真田弘実　中間報告

特定行為研修修了者を育成することは、医師だけではなく病院にとっても
メリットがあり、早急に医療行為を提供できる体制は患者にもメリットがあ
ります。そして医療や看護サービスをさらに手厚くさせるためにも、チーム
として活動しやすくするために診療報酬の加算を活用することでヒト・モ
ノ・カネを充実させることもできます。実際に、診療報酬においても特定行
為研修が徐々に評価されてきており（表3-4・5）、加算が増えてきている
のが現状であり、タスク・シェアリング、タスク・シフティングの考え方に
おいても特定行為研修終了者はキーポイントとなります。

　また、訪問看護ステーションから専門性の高い看護師が同行することも増
えてきており、算定件数も年々増えてきています。特に「緩和ケア」や「褥
瘡ケア」など、高度なケアや管理に同行しその結果、在宅への移行や継続性
に関与することが求められます。現在、特定行為研修修了者の約7割が病
院勤務の看護師となっており、訪問看護ステーションに勤務している看護師
は4.5％（令和3年度時点）ではありますが、在宅移行に向けた取り組みと
して、同行訪問も医療機関から同行する件数がほとんどなので、訪問看護師
の専門性を高めることも考えていかなければなりません。

●表 3-4　診療報酬（平成 30 年度改定）における特定行為研修の評価

評価項目	特定行為研修において該当する区分
■　B001 糖尿病合併症管理料 糖尿病合併症管理料の要件である「適切な研修」 糖尿病足病変ハイリスク要因を有する入院中の患者以外の患者であって、医師が糖尿病足病変に関する指導の必要性があると認めた場合に月に 1 回に限り算定	以下の 2 区分とも修了した場合 ○ 創傷管理関連 ○ 血糖コントロールに係る薬剤投与関連
■　B001 糖尿病透析予防指導管理料 糖尿病透析予防指導管理料の看護師の要件である「適切な研修」 糖尿病の患者であって、医師が透析予防に関する指導の必要性があると認めた入院中の患者以外の患者に対して、当該保険医療機関の医師、看護師又は保健師及び管理栄養士等が共同して必要な指導を行った場合に、月 1 回に限り算定する。	○ 血糖コントロールに係る薬剤投与関連
■　C013 在宅患者訪問褥瘡管理指導料 在宅患者訪問褥瘡管理指導料の要件である「所定の研修」 重点的な褥瘡管理を行う必要が認められる患者（在宅での療養を行っているものに限る。）に対して、患者の同意 を得て、当該保険医療機関の保険医、管理栄養士、看護師又は連携する他の保険医療機関等の看護師が共同して、褥瘡管理に関する計画的な指導管理を行った場合には、初回のカンファレンスから起算して 6 月以内に限り、当該患者 1 人につき 2 回に限り所定点数を算定する。	○ 創傷管理関連
■　A301 特定集中治療室管理料 1 及び 2 特定集中治療室管理料 1 及び 2 の施設基準で求める「集中治療を必要とする患者の看護に係る適切な研修」	以下の 8 区分をすべて修了した場合 ○ 呼吸器（気道確保に係るもの）関連 ○ 呼吸器（人工呼吸療法に係るもの）関連 ○ 循環器関連 ○ 栄養及び水分管理に係る薬剤投与関連 ○ 血糖コントロールに係る薬剤投与関連 ○ 術後疼痛管理関連 ○ 循環動態に係る薬剤投与関連 ○ 精神及び神経症状に係る薬剤投与関連

出典：特定行為研修制度に関するトピックス（厚生労働省医政局看護課 看護サービス推進室 2021 年 1 月）

●表3-5 診療報酬（令和2年度改定）における特定行為研修の評価

評価項目	特定行為研修において該当する区分
■ A200 総合入院体制加算 ［施設基準］ 病院の医療従事者の負担軽減及び処遇の改善に資する体制として、次の体制を整備していること ア〜ウ、オ（略）エ「医療従事者の負担の軽減及び処遇の改善に資する計画」には次に挙げる項目のうち少なくとも3項目以上を含んでいること。（イ）〜（ニ）、（ヘ）、（ト）（略） （ホ）特定行為研修修了者である看護師の複数名配置及び活用による医師の負担軽減 医療従事者の負担の軽減及び処遇の改善に関する計画の項目の1つ	○特定行為研修修了者である看護師 特定行為に係る看護師の研修制度により厚生労働大臣が指定する指定研修機関において行われる研修のうち、いずれの区分であっても該当する。また、領域別パッケージ研修も該当する。
■ L010 麻酔管理料Ⅱ ［算定要件］ 担当医師が実施する一部の行為を、麻酔中の患者の看護に係る適切な研修を修了した常勤看護師が実施しても差し支えないものとする。また、この場合において、麻酔前後の診察の内容を当該看護師に共有すること ［施設基準］ ・担当医が実施する一部の行為を、麻酔中の患者の看護に係る適切な研修を修了した常勤看護師が実施するにあたっては当該研修を修了した常勤看護師が1名以上配置されていること。 ・上記の場合にあっては、麻酔科標榜医又は麻酔を担当する当該医師と連携することが可能な体制が確保されていること。	以下のいずれかの研修を修了した看護師 ①術中麻酔管理領域（パッケージ研修） ②以下の6区分をすべて修了した場合 ・呼吸器（気道確保に係るもの）関連 ・呼吸器（人工呼吸療法に係るもの）関連 ・動脈血液ガス分析関連 ・栄養及び水分管理に係る薬剤投与関連 ・術後疼痛管理関連 ・循環動態に係る薬剤投与関連
■ C300 特定保険医療材料 在宅における特定保険医療材料の追加 在宅医療において、患者の診療を担う保険医の指示に基づき、当該保険医の診療日以外の日に訪問看護ステーション等の看護師等が当該患者に対し点滴又は処置等を実施した場合は、使用した薬剤の費用については薬剤料、特定保険医療材料の費用については特定保険医療材料料により、当該保険医療機関において算定する。 011 膀胱瘻用カテーテル 012 交換用胃瘻カテーテル 　　（1）胃留置型①バンパー型アガイドワイヤーあり②ガイドワイヤーなし 　　　　　②バルーン型 　　（2）小腸留置①バンパー型②一般型 013 局所陰圧閉鎖処置用材料 014 陰圧創傷治療用カートリッジ	以下の特定行為を実施した場合に算定可能 ①ろう孔管理関連 ・胃ろうカテーテル若しくは腸ろうカテーテル又は胃ろうボタンの交換 ・膀胱ろうカテーテルの交換 ②創傷管理関連区分のうち ・創傷に対する陰圧閉鎖療法

出典：特定行為研修制度に関するトピックス（厚生労働省医政局看護課 看護サービス推進室
　　　2021年1月）

(3) 患者・国民にとって身近であって、安心・安全で質の高い医療の実現

【具体的方向性の例】

○患者にとって安心・安全に医療を受けられるための体制の評価や医薬品の
　安定供給の確保等

○医療における ICT の利活用・デジタル化への対応

○アウトカムにも着目した評価の推進

○重点的な対応が求められる分野について、国民の安心・安全を確保する観
　点からの適切な評価

○口腔疾患の重症化予防、口腔機能低下への対応の充実、生活の質に配慮し
　た歯科医療の推進

○薬局の地域におけるかかりつけ機能に応じた適切な評価、薬局・薬剤師業
　務の対物中心から対人中心への転換の推進、病棟薬剤師業務の評価

　患者に先進医療を提供するためには、診療報酬上でも適切に評価されなけ
れば大きく拡大されることはありません。医療技術だけでなく、医薬品・医
療機器・検査などを含めたイノベーションの他、低侵襲で治療効率が高い安
心・安全な医療は誰もが望んでおり普及することを願っています。

　最近の傾向としては、さまざまな場面で新型コロナウイルスへの対応とし
て ICT の活用やデジタル化の活用が求められており、医療においてもその
活用を適正に評価されるようになりました。

　そして国民の安心・安全を確保するという観点から、重点的な対応として
次の項目が挙げられています。特に高齢者が増えていくなかで、認知症に対
する医療・看護においてはまだまだ課題が多く、さらに取り組みを強化して
いかなければなりません。

> ・子どもを持ちたいという方々が安心して有効で安全な不妊治療を受けられるよう適切な医療の評価
> ・質の高いがん医療の評価・認知症の者に対する適切な医療の評価
> ・地域移行・地域生活支援の充実を含む質の高い精神医療の評価
> ・難病患者に対する適切な医療の評価
> ・小児医療、周産期医療、救急医療の充実

(4) 効率化・適正化を通じた制度の安定性・持続可能性の向上

【具体的方向性の例】

○後発医薬品やバイオ後続品の使用促進

○費用対効果評価制度の活用

○市場実勢価格を踏まえた適正な評価等

○医療機能や患者の状態に応じた入院医療の評価（再掲）

○外来医療の機能分化等（再掲）

○重症化予防の取組の推進

○医師・病棟薬剤師と薬局薬剤師の協働の取組による医薬品の適正使用等の推進

○効率性等に応じた薬局の評価の推進

　後発医薬品に関しては、OECD に加盟する先進国に比べると日本は 47%（2019 年）と低く、平成 25 年 4 月に「後発医薬品のさらなる使用促進のためのロードマップ」が策定されましたが、目標には到達していないのが現状です。市場実勢価格を踏まえた適正な評価や医療機能や患者の状態に応じた入院医療の評価については、人口当たりの医療機器数は OECD の中で日本は群を抜いて多いことが分かっています。しかし、医療機器の利用データに関しては明確ではなく、効率的・効果的に有効活用できるよう機能分化や連携が推進されることが望まれます。

今後の課題として

OECD加盟国のなかでは、平均寿命は日本がトップクラスであるとともに、高齢化率も高い国です。厚生労働省は、高齢化が進むなかで生産年齢人口の減少という社会が到来することをふまえて、地域包括ケアシステムを構築することはもちろんのこと、地域の中で一人ひとりが尊重される「地域共生社会」への取り組みを進めています。この実現には、かかりつけ医、病院における外来機能と連携をして、地域の資源を最大限に発揮できるようにしなければなりません。病院単体の機能を向上させることだけではなく、地域にとって必要な医療や介護サービスとの連携で「全世代型社会保障」を目指さなければならず、限りある財政資源から国民が納得するだけではなく、医療・介護の現場も納得ができる社会に向けて動き出しています。

加算要件に関わる情報収集

診療報酬の加算の例として、「入退院支援加算」は多くの病院が取り組んでいますが、人的要因・患者・家族の要因によってまだまだ課題は多いようです。退院支援の加算が始まったときは、平成20（2008）年度に「後期高齢者退院調整加算」として、退院困難な要因を有する後期高齢者に対して、患者の同意を得て退院支援のための計画書を策定し、当該計画に基づき退院した場合に限り1回算定することができることからはじまりました。その後、急性期病棟・慢性期病棟等退院調整加算から退院支援加算へと変化してきました。

その後、退院支援における有効性として、入院する前からの情報収集やアセスメントの取り組みによって、スムーズな退院支援へと導くことが有効とされ入院支援が加わり、平成30（2018）年度の診療報酬改定により、現在の入退院支援加算になり、外来・在宅から入院、そして外来・在宅への連携を推進し切れ目のない支援が望まれるようになりました（図3-2）。

▶ 病気になり入院しても、住み慣れた地域で継続して生活できるよう、また、入院前から関係者との連携を推進するために、入院前からの支援の強化や退院時の地域の関係者との連携を推進するなど、切れ目のない支援となるよう評価を見直す

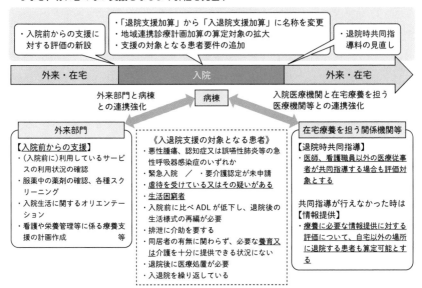

出典：平成 30 年度診療報酬改定の概要　医科Ⅰ（厚生労働省保険局医療課）

●図 3-2　入退院支援の評価（イメージ）

　退院支援における課題は平成 30 年度の診療報酬改定にむけた調査が実施されました。この時期は年々算定件数が増加傾向にあり、入退院支援加算を届け出している病院では平均在院日数が短くなる傾向も明らかにされています。ただし、入退院支援部門を設置していない病院における理由は「入退院支援部門を担当する職員数（看護師、社会福祉士等）を十分確保できないため」が多く（図 3-3）、専従・専任における施設基準の緩和も検討されていましたが、一番の大きな課題として緩和によって質の担保ができるのかという議論がされていました。専従要件について平成 30（2018）年 3 月 30 日時点での疑義解釈では、次のような回答となっています。

○入退院支援部門を設置していない理由をみると、「入退院支援部門を担当する職員数（看護師、社会福祉士等）を十分確保できないため」が最も多かった。

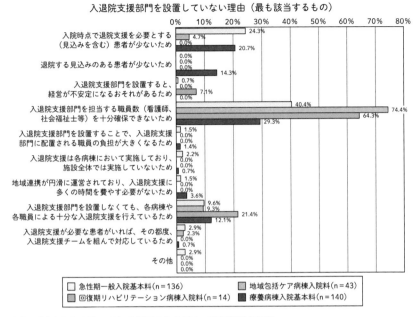

入退院支援部門を設置していない理由（最も該当するもの）

出典：（令和元年度第4回）入院医療等の調査・評価分科会資料

●図 3-3 入退院支援部門を設置していない理由

「平成30年3月30日 疑義解釈（その1）」

問 61

入院時支援加算の施設基準で求める入退院支援部門の専従の看護師が、①入退院支援加算の施設基準で求める入退院支援部門に配置される専従又は専任の看護師及び②入退院支援加算1の施設基準で求める病棟に配置される専任の看護師を兼ねてよいか。

（答）

①兼ねることはできない。②兼ねることはできない（入退院支援加算1において、病棟に配置される専任の看護師が入退院支援部門の専任の看護師を兼ねる場合も含む）。

問 62

入退院支援加算の施設基準で求める専従の職員について、以下の者は非常勤でもよいか。

①入院時支援加算の施設基準で求める入退院支援部門に配置する専従の看護師

②入退院支援加算2の施設基準で求める専従者については、「疑義解釈資料の送付について（その4）」（平成28年6月14日付け事務連絡）では、非常勤は不可であるが、従前から配置している場合に限り平成30年3月31日までは非常勤でよいとされている者

（答）

①非常勤でもよい。

②平成30年3月31日に退院支援加算2を算定している保険医療機関で、同年4月1日以降も引き続き入退院支援加算2を算定する保険医療機関において、従前から非常勤の専従者を配置している場合にあっては、平成32年3月31日までは非常勤であっても差し支えない。

問63

入院時支援加算の施設基準で求める入退院支援部門の専任の職員が、①入退院支援加算の施設基準で求める入退院支援部門に配置される専任の職員又は②入退院支援加算1の施設基準で求める病棟に配置される専任の職員を兼ねてよいか。

（答）

①兼ねてよい。

②兼ねてよい。ただし、入退院支援加算1において、病棟に配置される専任の職員が入退院支援部門の専任の職員を兼ねる場合は、入院時支援加算の専任の職員と兼ねることはできない。

　その後、令和2年（2020）度の診療報酬規程に向けて、次のような内容で議論がされていきました（図3-4）。病棟に「入退院支援・地域連携」業務を行うスタッフを配置することによって、「入退院支援業務の担当者が明確になり、地域との連携、調整がスムーズになる」「入退院支援に係る院内調整を円滑に行える」「より早期に退院支援を行う患者を病棟で抽出・関与

できる」といった効果があるといった論点です。結果、そのスタッフが「専従であるか、専任であるか」などで効果の程度に明確な違いはないということが明確にされました。

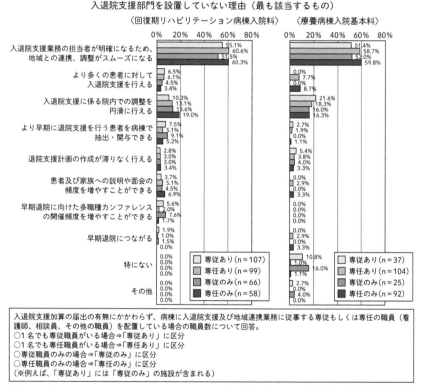

出典：平成 30 年度入院医療等の調査（病棟票）

● 図 1-4　入退院支援及び地域連携業務に従事する病棟の専従・専任職員がもたらす効果

このことから、以前に議論された「質の確保」という点を検討した結果、令和 2 年度より専従の要件が以下のように変更されました。

当該専従の看護師又は社会福祉士については、週3日以上常態として勤務しており、かつ、所定労働時間が22時間以上の勤務を行っている専従の非常勤の看護師又は社会福祉士（入退院支援及び地域連携業務に関する十分な経験を有する看護師又は社会福祉士に限る。）を2名以上組み合わせることにより、常勤看護師等と同じ時間帯にこれらの非常勤看護師等が配置されている場合には、当該基準を満たしているとみなすことができる。

　これは、「働き方改革」という国の方針の内容を含めた変更がなされたようです。このような要件の変更により配置がしやすくなったと思いますが、ただ単に容易になったことや加算を取るだけではなく、専従・専任の要件に関わらず質を確保しなければなりません。退院支援に求められる方向性に対しその効果を落とすことなく組織の整備をすることが重要になります。

時代の変化や課題における退院困難要因の変化

　退院支援加算においては、患者のQOL向上や医療費の適正化を目的とした、退院困難な要因を有している在宅療養を希望する患者が算定の対象となっています。退院困難要因については、当初9項目でしたが、令和4（2022）年度の診療報酬改定では、さらに項目が追加されて現在では14項目へと増えています（表3-6）。

●表 3-6　退院支援加算 1.2 の算定要件

【退院困難な要因】

ア 悪性腫瘍、認知症又は誤嚥性肺炎等の急性呼吸器感染症のいずれかであること

イ 緊急入院であること

ウ 要介護状態であるとの疑いがあるが要介護認定が未申請であること（介護保険法施行令第 2 条各号に規定する特定疾病を有する 40 歳以上 65 歳未満の者及び 65 歳以上の者に限る。）

エ 家族又は同居者から虐待を受けている又はその疑いがあること

オ 生活困窮者であること

カ 入院前に比べ ADL が低下し、退院後の生活様式の再編が必要であること（必要と推測されること。）

キ 排泄に介助を要すること

ク 同居者の有無に関わらず、必要な養育又は介護を十分に提供できる状況にないこと

ケ 退院後に医療処置（胃瘻等の経管栄養法を含む。）が必要なこと

コ 入退院を繰り返していること

サ 入院治療を行っても長期的な低栄養状態となることが見込まれること

シ 家族に対する介助や介護等を日常的に行っている児童等であること

ス 児童等の家族から、介助や介護等を日常的に受けていること

セ その他患者の状況から判断してアからスまでに準ずると認められる場合

（エ・オは 2018 年度診療報酬改定、サ・シ・スは 2022 年度診療報酬改定で追加）

　退院困難な要因についても、さまざまな調査の結果を勘案し変更がなされています。そのなかで、病院が抱えている退院困難な患者の抽出に向けて「平成 28 年入院医療等の調査」において次の内容が検討されました（図3-5）

> ○退院支援加算１及び２の算定対象を抽出するにあたり示されている「退院支援困難」な要因に示されていないものの、早期に把握し入院中から関係機関と連携し支援が必要なケースがある。
> ○介護保険等の入院前にサービスを利用していた場合、退院にあたり調整が必要となることから、入院時に生活支援等のサービスの利用状況も含めた入院前の生活状況を詳しく把握する必要がある。

〈退院困難な要因「その他の患者の状況から判断してアからクまで準ずると認められる場合」の具体的状態〉

- ・家族からの虐待や家族問題があり支援が必要な状態
- ・未婚等により育児のサポート体制がないため、退院後の養育支援が必要な状態
- ・生活困窮による無保険、支払い困難な場合
- ・保険未加入者であり市町村との連携が必要な場合

- ・施設からの入院であり、施設での管理や療養場所の選択に支援が必要な状態
- ・在宅サービス利用の再調整や検討が必要な状態

等

| 入院早期から把握し、速やかに関係機関と連携し、入院中から支援する必要がある | 入院早期に、入院前に利用していたサービスを把握し、退院後に向けて調整が必要がある |

出典：平成 28 年度入院医療等の調査（施設票）

● 図 3-5　退院困難な要因

　これは、「その他患者の状況から判断して退院困難要因に準ずると認められる場合」を病院側がどのような状態の患者と考えているかを調べたところ、入院早期から把握して関係機関との連携により入院中から支援が必要なケースとして①家族からの虐待や家族問題があり支援が必要な状態、②未婚などで育児のサポート体制がないため、退院後の養育支援が必要な状態、③生活困窮による無保険、支払い困難な場合、④保険未加入者であり市町村との連携が必要な場合などがあげられました。

　そこで、介護における家族の問題などから在宅への退院が困難になることで、「家族又は同居者から虐待を受けている又はその疑いがあること」、そして、働かない・働けない、身寄りがなく経済的な問題を抱えているなど支払い困難な患者などを早期に支援するために、「生活困窮者であること」が追加されています。また、生活困窮者という定義が生活保護を受けている患者という解釈でよいのかなど判断できなかった病院も多く、疑義解釈では次のような回答がありました。この説明では、生活保護法では必要最低限の生活

が保障されているため適応されませんが、どのように医療職が生活困窮者だ
という判断できるのかもう少し明確にしなければならないかもしれません。

疑義解釈（平成 28 年度）

Q 退院困難な要因の中に「生活困窮者であること」が加わったが、生活
　困窮者とは具体的にどのような状態の者のことをいうのか。

A 生活困窮者とは、生活困窮者自立支援法第 2 条第 1 項の生活困窮者
　（現に経済的に困窮し、最低限度の生活を維持することができなくな
　るおそれのある者）をいうが、具体的な判断は、個々の患者の状況に
　応じて対応されたい。

生活保護法

第一条　この法律は、日本国憲法第二十五条に規定する理念に基き、国
が生活に困窮するすべての国民に対し、その困窮の程度に応じ、必要な
保護を行い、その最低限度の生活を保障するとともに、その自立を助長
することを目的とする。

　また、入院早期に「入院前に利用していたサービス」を把握し、退院後に
向けた調整が必要なケースとして、①施設からの入院で、施設での管理や療
養場所の選択に支援が必要な状態、②在宅サービス利用の再調整や検討が必
要な状態など、病院側としてはさまざまな解釈になっており、介護保険未加
入者が、退院支援困難要因でありながら施設からの入院は退院が困難になる
ケースが多かったのですが、退院困難要因の項目に具体的には追加されませ
んでした。

　そして、令和 4（2022）年の診療報酬改定において、退院支援困難の要
因に 3 項目が追加されました。「入院治療を行っても長期的な低栄養状態と
なることが見込まれること」については、管理栄養士の病棟訪問型から病棟
配置型が望ましいという観点から、医療安全の確保や医師・看護師の負担軽

減などを目的にしており、周術期の栄養管理や早期栄養介入管理、摂食嚥下機能などさまざまな栄養に関わる重要性が示されました。その他に、今回の項目では「ヤングケアラー」（図3-6）の支援を病院で実施することが加わりました。実際、中学2年生の5.7％、高校2年生の4.1％が世話をしている家族がいるという実態から、病院として教育機関を含めて福祉や介護サービスなどと連携しながら支援を実施することが望まれます。病院と他機関の連携強化については、入退院支援の評価イメージ（図3-7）のような取り組みが示されており、病院側が入院してきた患者の家族にヤングケアラーの存在を確かめることで、ヤングケアラーの介護負担を軽減する支援に取り組むことが必要になってきました。

ヤングケアラーとは、一般に、本来大人が担うと想定されている家事や家族の世話などを日常的に行っている子どもをいう

ヤングケアラーのイメージ

障がいや病気のある家族に代わり、買い物・料理・掃除・洗濯などの家事をしている	家族に代わり、幼いきょうだいの世話をしている	障がいや病気のあるきょうだいの世話や見守りをしている	目を離せない家族の見守りや声かけなどの気づかいをしている	日本語が第一言語でない家族や障がいの家族のために通訳をしている
家計を支えるために労働をして、障がいや病気のある家族を助けている	アルコール・薬物・ギャンブル問題を抱える家族に対応している	がん・難病・精神疾患など慢性的な病気の家族の看病をしている	障がいや病気のある家族の身の回りの世話をしている	障がいや病気のある家族の入浴やトイレの介助をしている

© 一般社団法人日本ケアラー連盟

●図3-6　ヤングケアラーとは

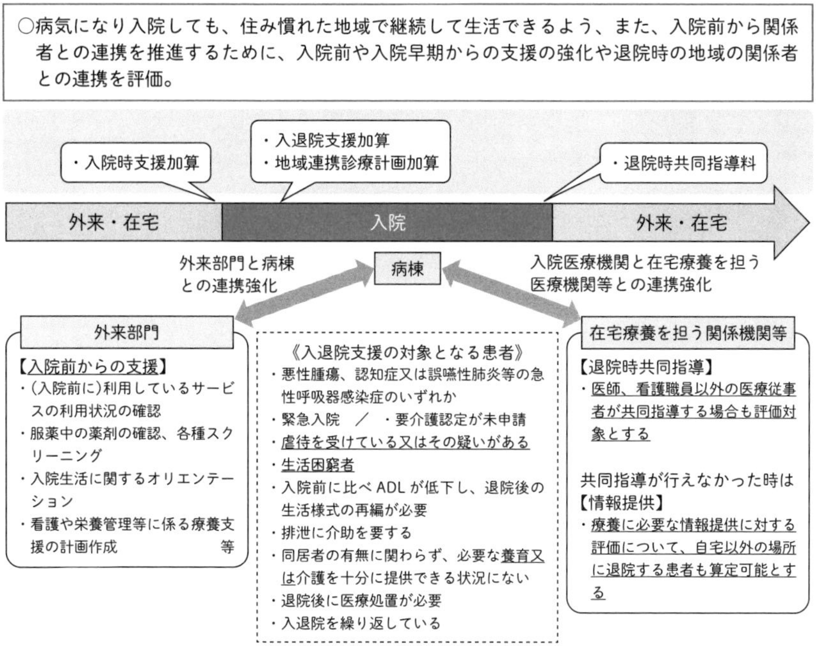

○病気になり入院しても、住み慣れた地域で継続して生活できるよう、また、入院前から関係者との連携を推進するために、入院前や入院早期からの支援の強化や退院時の地域の関係者との連携を評価。

・入退院支援加算
・地域連携診療計画加算

・入院時支援加算

・退院時共同指導料

外来・在宅　　　　　　　入院　　　　　　　外来・在宅

外来部門と病棟
との連携強化

病棟

入院医療機関と在宅療養を担う
医療機関等との連携強化

外来部門

【入院前からの支援】
・（入院前に）利用しているサービスの利用状況の確認
・服薬中の薬剤の確認、各種スクリーニング
・入院生活に関するオリエンテーション
・看護や栄養管理等に係る療養支援の計画作成　　　　　　　等

《入退院支援の対象となる患者》
・悪性腫瘍、認知症又は誤嚥性肺炎等の急性呼吸器感染症のいずれか
・緊急入院　　／　・要介護認定が未申請
・虐待を受けている又はその疑いがある
・生活困窮者
・入院前に比べ ADL が低下し、退院後の生活様式の再編が必要
・排泄に介助を要する
・同居者の有無に関わらず、必要な養育又は介護を十分に提供できる状況にない
・退院後に医療処置が必要
・入退院を繰り返している

在宅療養を担う関係機関等

【退院時共同指導】
・医師、看護職員以外の医療従事者が共同指導する場合も評価対象とする

共同指導が行えなかった時は
【情報提供】
・療養に必要な情報提供に対する評価について、自宅以外の場所に退院する患者も算定可能とする

出典：中央社会保険医療協議会 総会（第 486 回）資料より

図 3-7　入退院の評価イメージ

　「ヤングケアラーの支援に向けた福祉・介護・医療・教育の連携プロジェクトチーム報告」では、ヤングケアラーは、家庭内のデリケートな問題であることなどから表面化しにくい構造であり、福祉、介護、医療、学校等、関係機関におけるヤングケアラーに関する研修等は十分でなく、地方自治体での現状把握も不十分であること。ヤングケアラーに対する支援策、支援につなぐための窓口が明確でなく、また、福祉機関の専門職等から「介護力」と見なされ、サービスの利用調整が行われるケースがあること。ヤングケアラーの社会的認知度が低く、支援が必要な子どもがいても、子ども自身や周囲の大人が気付くことができないことなど、福祉、介護そして医療との連携が強化されることが求められ「早期発見」「支援策の推進」「社会的認知度の向上」に向けて「ヤングケアラーの支援に向けた令和 4 年度予算概算要求で以下の方針が示されました。

> **ヤングケアラーの支援に向けた令和 4 年度予算概算要求の概要**
>
> 【対応方針】
> ① ヤングケアラー支援体制強化事業の創設【新規】
> ② ヤングケアラー相互ネットワーク形成推進事業の創設【新規】
> ③ 子育て世帯訪問支援モデル事業の創設【新規】
> ④ ヤングケアラーに関する社会的認知度の向上【拡充】

　この退院支援加算によって、ヤングケアラーの認知度を医療者の中での理解を進めるとともに、退院困難要因である「同居者の有無に関わらず、必要な養育又は介護を十分に提供できる状況にないこと」の項目にあてはまる患者や家族への支援については、より多くの可能性を探りながら情報収集を行い、より緻密な退院支援の取り組みが求められます。

退院困難要因の現状

　平成 30（2018）年度の入院利用などの調査において、算定要件の「退院困難な要因」の項目における現状の結果が公表されました（図 3-8）。主な要因として多かったのは「緊急入院であること」でしたが、次に「入院前に比べ ADL が低下し、退院後の生活様式の再編が必要であること（必要と推測されること）」でした。その他はほぼ同じくらいの割合であり、「排泄に介助を要すること」「同居者の有無に関わらず、必要な養育又は介護を十分に提供できる状況にないこと」「退院後に医療処置（胃瘻等の経管栄養法を含む。）が必要なこと」「入退院を繰り返していること」などがありました。このような要因の患者の場合、病院としては医療的に退院が必要と判断できても、在宅での介護が可能なのかに一番不安に感じているのが家族でした。そこで、「医学的には外来・在宅でもよい」患者が退院できない理由の調査結果（図 3-9）では、「家族の希望に適わないため」という理由が多く挙げられ、本人・家族の希望に適わない理由（図 3-10）においては、「家族が患者と同居できないため」「家族が患者と同居可能だが、日中不在がちのため」

「自宅に帰った場合、在宅介護等を利用しても家族の負担が大きいため」「自宅に帰った場合の医学的管理に不安を感じているため」が多かったようです。

　もしかしたら前述したヤングケアラーが多くなっているのもこの調査からも予測がつきますし、家族の介護において地域や福祉・介護サービスの連携により、少しでも負担が軽減され安心・安全が確保されることが求められます。そして、医療的なケアを在宅で継続するには、訪問看護ステーションや看護小規模多機能型居宅介護などを活用して看護師による支援がもっと地域の中で活躍することも必要になります。そのためには、訪問看護ステーションや看護小規模多機能型居宅介護の施設数が増加しなければならず、その機能や役割（特定行為の研修修了者等）をさらに拡大しなければ、その適したサービスを患者や家族が利用することができないのが課題です。

○入退院支援加算1又は2を算定した患者について、算定要件である「退院困難な要因」の主
　な該当項目をみると、いずれの入院料においても、「緊急入院であること」が最も多く、次いで、
　「入院前に比べADLが低下し、退院後の生活様式の再編が必要であること（必要と推測され
　ること）」が多かった。

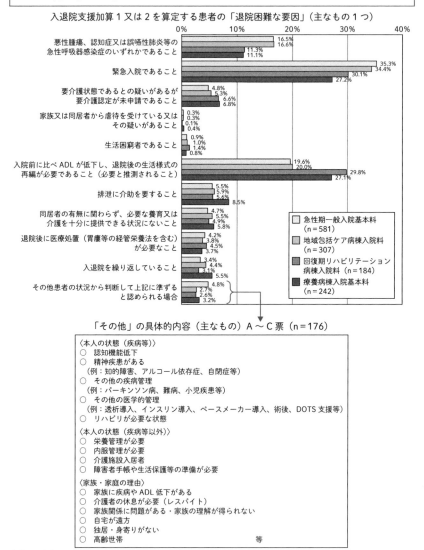

入退院支援加算1又は2を算定する患者の「退院困難な要因」（主なもの1つ）

悪性腫瘍、認知症又は誤嚥性肺炎等の急性呼吸器感染症のいずれかであること：16.5% / 16.6% / 11.3% / 11.1%

緊急入院であること：35.3% / 34.4% / 30.1% / 27.2%

要介護状態であるとの疑いがあるが要介護認定が未申請であること：4.8% / 5.3% / 6.6% / 6.8%

家族又は同居者から虐待を受けている又はその疑いがあること：0.3% / 0.3% / 0.1% / 0.4%

生活困窮者であること：0.9% / 1.0% / 1.4% / 0.8%

入院前に比べADLが低下し、退院後の生活様式の再編が必要であること（必要と推測されること）：19.6% / 20.0% / 29.8% / 27.1%

排泄に介助を要すること：5.5% / 5.9% / 5.6% / 8.5%

同居者の有無に関わらず、必要な養育又は介護を十分に提供できる状況にないこと：4.7% / 5.5% / 4.9% / 5.8%

退院後に医療処置（胃瘻等の経管栄養法を含む）が必要なこと：4.2% / 3.8% / 4.5% / 3.7%

入退院を繰り返していること：3.4% / 4.4% / 3.1% / 5.5%

その他患者の状況から判断して上記に準ずると認められる場合：4.8% / 2.7% / 2.6% / 3.2%

凡例：
急性期一般入院基本料（n＝581）
地域包括ケア病棟入院料（n＝307）
回復期リハビリテーション病棟入院料（n＝184）
療養病棟入院基本料（n＝242）

「その他」の具体的内容（主なもの）A～C票（n＝176）

〈本人の状態（疾病等）〉
○　認知機能低下
○　精神疾患がある
　　（例：知的障害、アルコール依存症、自閉症等）
○　その他の疾病管理
　　（例：パーキンソン病、難病、小児疾患等）
○　その他の医学的管理
　　（例：透析導入、インスリン導入、ペースメーカー導入、術後、DOTS支援等）
○　リハビリが必要な状態

〈本人の状態（疾病等以外）〉
○　栄養管理が必要
○　内服管理が必要
○　介護施設入居者
○　障害者手帳や生活保護等の準備が必要

〈家族・家庭の理由〉
○　家族に疾病やADL低下がある
○　介護者の休息が必要（レスパイト）
○　家族関係に問題がある・家族の理解が得られない
○　自宅が遠方
○　独居・身寄りがない
○　高齢世帯　　　　　　　　　　　　　　等

出典：平成30年度入院医療等の調査（施設票）

●図3-8　入退院支援加算の算定要件の「退院困難な要因」

○「医学的には外来・在宅でもよいが、他の要因のために退院予定がない」と回答した患者について、退院できない理由をみると、全体として、「家族の希望に適わないため」「入所先の施設の事由により退院先の確保ができていないため」「上記の全体の調整・マネジメントができていないため」が多かった。

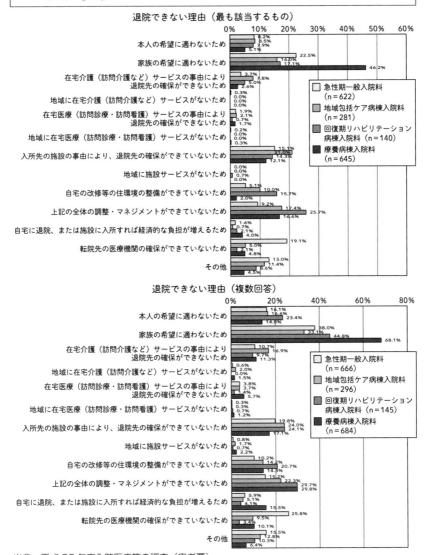

出典：平成 30 年度入院医療等の調査（患者票）

● 図 3-9 「医学的には外来・在宅でもよい」患者が退院できない理由

○「本人・家族の希望に適わないため」と回答した患者について、その理由をみると、全体として、
患者の介護に関連する理由の割合が多かった。

本人・家族の希望に適わない理由（最も該当するもの）

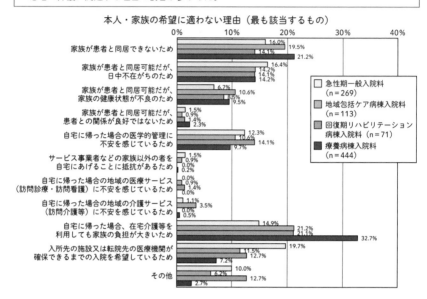

本人・家族の希望に適わない理由（複数回答）

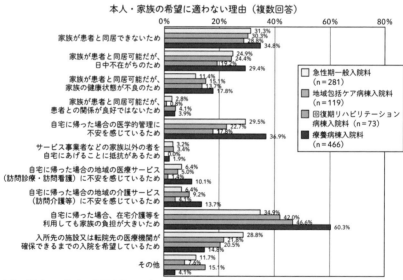

出典：平成 30 年度入院医療等の調査（患者票）

●図 3-10　本人・家族の希望に適わない理由

　入退院支援加算について、後期高齢者退院調整加算からの流れをみると、時代の変化に伴う患者や家族の課題、医療機能や介護の機能を明確にした地域包括ケアの重要性、病院の現状などさまざまな変化を見ることができます。

　ただ単に診療報酬改定による要件を把握して体制を整備することだけではなく、日本社会の現状を理解することによって、今後は診療報酬を追いかけるのではなく、診療報酬がついてくるような取り組みを行うことも可能になります。そのためには診療報酬改定に向けた厚生労働省の調査や議論、看護協会や医師会などの団体から発信される情報などをキャッチしておくことが必要になり、看護管理者として看護の将来的な「あるべき姿」について常に意識しておかなければなりません。

　今後も、将来的な課題として医療における認知症ケア、栄養管理に関すること、タスク・シェアリング、タスク・シフティングを含めたチーム医療の推進、医療機能の明確化、在宅支援など様々な取り組みが必要になります。ただ単に変更された内容を把握するだけでなく、奥底にある事象をきちんと捉えたうえで、どのように対応・対策をしていくかを考えていくことが概念化スキル（Conceptual Skill）でもあり、より満足度の高い医療・看護サービスの提供できるような仕組みをつくることが看護管理者の役割になります。

引用・参考文献
令和 4 年度診療報酬改定の概要【全体概要版】（厚生労働省）
令和 4 年度入院医療等の調査・評価分科会【別添】資料編（厚生労働省）
令和 4 年度入院医療等の調査・評価分科会 における検討状況について（報告）（厚生労働省）
平成 30 年度入院医療等の調査（患者票）（厚生労働省）
平成 28 年度入院医療等の調査（患者票）（厚生労働省）

第┃部

診療報酬を味方につければ
看護部・病棟運営が変わる

4章

病棟収益アップのための
スタッフの意識改革術

4 ①病棟収益アップのための スタッフの意識改革術

加算取得はスタッフの意識も重要

　病院を取り巻く経営環境の変化は目まぐるしいものがあります。コロナ禍で受診控えなどもありますが、それでも医療の市場は拡大の一途をたどっています。今後、少子高齢化により高齢者医療の分野が急速に拡大することが予測されています。このような状況下で看護管理者は診療報酬改定と向き合い、収入増の方策を考えていかなくてはなりません。

　病棟収益を効果的に上げるためには、診療報酬改定をより素早く察知し、改定される前から取り組みを開始する必要があります。現在、医療の現場は新型コロナと共存のなか変革の時を迎え、診療報酬改定でもタスク・シフト、タスク・チェンジ、そしてチーム医療や多職種連携に焦点が当たっています。すなわち、病棟収益を上げるには看護管理者だけでなく、組織全体、スタッフ一丸となって取り組む必要があります。師長や主任だけが知っていればよいという時代は、もう終わったといっても過言ではありません。加算をいかにして勝ち取っていくかは、スタッフの診療報酬に対する意識が重要なポイントとなるといえるでしょう。

病棟収益アップの最大のポイントは、チーム医療と ベッドコントロールの最適化

　タスク・シフト、タスク・チェンジ、そしてチーム医療や多職種連携は、病棟の収益構造にも大きくかかわってきます。ベッドコントロールも、ただ単に退院させて新しい入院患者を取ればよいのではなく、患者の状態に即した転棟・退院管理が必要となり、いまや退院の管理は入退院支援という形で入院前からスタートしています。入退院支援の場面では、医療ソーシャルワ

ーカーや介護支援専門員などと連携を取る必要がありますし、入退院支援業務の促進などは、外来看護師の活躍の場の拡大も視野に入れた取り組みが必要となります。このようななか、看護管理者には病床稼働率の向上と施設基準の取得・維持の管理が求められます。

入院基本料としての施設基準

「入院」という組織的な医療提供の体制を総合的に評価するという観点から、入院環境料、看護料、入院時医学管理料等が、平成12（2000）年度の診療報酬改定以降、「入院基本料」として一体評価されました（図4-1）。平成18（2006）年度以降は、入院基本料の施設基準の通則に複数夜勤配置や月平均夜勤時間が規定されました。従来から通則に規定されている要件に加え、これらについても満たさなければ入院基本料が算定できなくなりました。

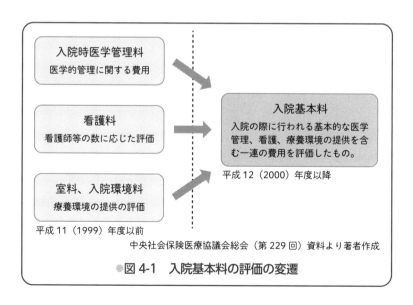

●図4-1　入院基本料の評価の変遷

病棟の管理運営を任される看護師長は、7対1および10対1入院基本料

を維持するために、配置基準を満たす人員配置や在院日数の短縮に加え、月平均夜勤時間72時間も満たさなくてはなりません。そのためには日本看護協会が作成した『看護職の夜勤・交代制勤務に関するガイドライン』[1]を参考にしたり、看護部として「勤務表作成基準」などを作成し明確化することが望まれます。筆者が所属する社会医療法人美杉会グループでは、基準を明確化するとともに、勤務作成時に月1〜2回程度の夜勤しか行えない子育て世代のママさんナースには月の前半になるべく夜勤を組み、もし子供の熱などで夜勤ができなくなった場合は後半で夜勤を入れるなどの配慮を行なっています。このような対応を行う上でも、スタッフの協力は不可欠であり、病棟だけでなく、組織全体で新設項目、加算・減算要件などをきちんと理解し対策を行なっていかなくてはなりません。

病棟収益構造を紐解くと

　入院収入は、入院患者単価×入院患者数で計算されますが、これに加え平均在院日数と病床稼働率が大きく影響してきます。

　すなわち、収入を上げるためには、「患者単価を上げる」「患者数を増やす」に尽きるといえます。

　病院の資産ともいえる「病床」を有効かつ適切に管理することが、病棟師長の最大の責務といえるでしょう。患者の状態に合わせて急性期・回復期・慢性期など適切な病棟を選択し、入院収益の最大化を図ること、かつ、できれば治療が終わった段階で速やかに退院できるように早期からかかわることが必要です。この点は、診療報酬上でも入退院支援という形で評価されています。また、回復期リハビリ病棟や地域包括ケア病棟などは、「在宅復帰率」の各施設基準を取得・維持することが、病床管理として求められています。

　急性期一般病院として生き残りをかけた戦略を立てて取り組まれている病院がある一方で、新たに療養型病床を開設できなくなり、急性期病棟の地域包括ケア病棟への転換や療養病棟の廃止を採択した病院もあります。この病棟機能の選択を誤ってしまうと、せっかく頑張って病床を埋める努力をしても、それに見合った利益が上げられないということも起こり得ます。看護管

理者は収益向上のためだけではなく、地域性や地域医療計画などにも関心を持ち、マーケティングの視点から病棟構成や入院料、病棟再編などを考えていかなくてはなりません。

　看護部長の場合は、院長などから意見を求められることもあるため、病棟収益構造をしっかりと理解した上で診療報酬改定に臨まなければなりません。そのためには、常日頃から病棟師長と協力し、データ把握をしておく必要があります。

　入院患者は、自施設の外来やグループ内関連施設から入院になるケース、救急から入院になるケース、他の近隣病院から紹介され入院になるケースなどさまざまあります。これらをカテゴライズし、どの患者が毎月どう変化しているのか推移をみておくことも重要です。もちろん、月次として出される、または出さなくてはならない数字として、入院患者数や病床稼働率、病床利用率、科別入院患者数、入院単価、平均在院日数など毎月の数字を把握することも大事です。地域医療担当者や医事課が見てくれているから大丈夫と思っている管理者もいるかもしれません。しかし、病棟を管理するということは、このような収益構造から読み取れるデータも把握しておくことと言えます。

　把握しておくことで、患者の減少があった場合にも、コロナ関連か季節変動なのか、あるいは自院の問題なのか、関連施設や連携先の都合なのかなど原因を探ることもできます。しっかり原因を突き止めることができるデータを把握しておくことで、速やかに対処もできますし、診療報酬改定に合わせた病棟再編、ダウンサイジングの有無など戦略も立てることができます。新型コロナと共存している今、コスト削減が難しいなかでの病棟再編による収益性の改善が必須であり、診療報酬改定による加算など、算定要件を満たす数を増加させるなどの経営改善だけでは難しい局面を迎えているともいえます。そのため、コスト削減の改善活動に留まらず、抜本的な病棟再編に踏み込んでいくためにもデータ管理が重要だといえます。

情報はどこから取るのか

　看護管理者にとって、診療報酬改定に向き合うには情報収集が重要となります。看護部長だけが知っていたらよいというものではないので、医事課や各コメディカルとも連携しながら厚生労働省のホームページや各種関係団体のホームページ、看護協会の広報誌などから情報を収集することをお勧めします。そして、病院や所属施設のビジョンや方向性と照らし合わせながら、看護部長であれば病院全体としての看護部の方向性を見極める必要がありますし、病棟師長であれば、自部署をどう運営していくかもいち早く察知して取り組んでいかなくてはなりません。また、委員会などを受け持っているようならば、たとえば感染管理委員会では「感染管理体制」の在り方や地域との連携対策、記録委員会等、看護必要度を担当する部署であれば「重症度、医療・看護必要度」の変更項目からシミュレーションを行ない、どの項目で取れるようにするのか、対象患者がどれくらい入院できているのかなど早急に調べて対策を練る必要があります。これらは委員会活動を通じて、スタッフにも協力してもらわなくてはならない項目だといえます。これ以外にも、それぞれの基準などに関しては、委員会などが担当していることも多いと思いますので、有効活用しながら少なくとも8〜9月くらいには情報が出てくるため、情報収集を行ない、年内には予測を立てて行動ができるようにしておきたいものです。

　日本看護協会のニュースリリースなどからも読み取れる内容もあるため、こうした情報も定期的にチェックすることをお勧めします。登録すれば、新着情報がメールに送られてくるシステムもあるため、ぜひ、活用してみてください。

　また、日本看護協会の各省庁への要望や陳情などを参考に予測を立てることもできます。例えば、厚労省老健局長、雇用環境・均等局長、人材開発統括官への「介護領域に従事する看護職員の処遇改善」の要望提出、厚労省保険局・内閣官房こども家庭庁設置法案等準備室への「訪問看護のICT化や看護系技官の配置を求める」要望提出などは、今後の法改正や診療報酬改定にも何らかの影響があるかもしれません[2]。

＊

　表4-1 に、情報収集の際に役立つホームページの例を紹介します。これらはほんの1例にすぎません。情報に踊らされてはいけませんが、診療報酬改定がスタートする4月になってから始めていては遅すぎます。ファーストレベルやセカンドレベルなどの看護管理者研修のネットワークといった個人的な人脈も駆使しながら進めていくことが望まれます。

　また、コロナ禍になり、東京や神戸などで行われていた厚生労働省の大規模な研修会は Zoom による Web 会議や YouTube 配信へと様変わりしています。コロナ以前よりも情報は取りやすくなっているところもあるので、看護部だけにとどまらず、組織全体で情報の取り漏れがないよう連携することも必要です。

●表 4-1　情報収集に役立つホームページの例

○厚生労働省のホームページ
医療保険　診療報酬関連情報
厚生労働省　中央社会保険医療協議会（中央社会保険医療協議会総会）
基本方針の策定（社会保障審議会サイト）
厚生労働省　社会保障審議会（社会保障審議会）
具体的な診療報酬の設定（中医協）

○各種団体のホームページ
○日本看護協会　協会ニュース　ホームページ
○日本医師会
○メディファックス
○各種雑誌、新聞
○都道府県看護協会支部　施設代表者会議等
○度道府県病院協会、私立病院協会等の会議や研修会
○各出版社の雑誌や研修　など

その他診療報酬改定の説明会や YouTube など

筆者の所属するグループではグループ内の LAN 機能を使って情報がいち早く配信され、取り組みに向けた情報発信もしてもらうことができるため早めに対応することも可能です。また、全職種が集まって診療報酬改定に関するシミュレーションの会議も開催されるため、看護部だけでなく他部署と協力体制を取りながら進めることもできます。

　タスク・シフト、タスク・チェンジへの取り組みやチーム医療・多職種連携を行ない、取り漏れなく加算を取得するには協力体制は欠かせません。

　スタッフを巻き込んで病棟収益アップを意識した診療報酬改定への取り組みに関しては、病棟師長や感染管理認定看護師師長、認知症認定看護師スタッフ、それぞれの立場からご紹介させていただきます。

引用・参考文献

1) 公益社団法人日本看護協会『看護職の夜勤・交代制勤務に関するガイドライン』
https://www.nurse.or.jp/home/publication/pdf/guideline/yakin_guideline.pdf
2) 公益社団法人日本看護協会広報部ニュースリリース（2022 年 3 月 30 日）
https://www.nurse.or.jp/up_pdf/20220330182648_f.pdf
3) 厚生労働省　令和 4 年度診療報酬改定について
https://www.mhlw.go.jp/stf/seisakunitsuite/bunya/0000188411_00037.html
4) 厚生労働省　中央社会保険医療協議会（中央社会医療保険協議会総会）
https://www.mhlw.go.jp/stf/shingi/shingi-chuo_128154.html
5) 厚生労働省　社会保障審議会（社会保障審議会）
https://www.mhlw.go.jp/stf/shingi/shingi-hosho_126692.html
6) 公益社団法人日本看護協会　診療報酬について
https://www.nurse.or.jp/nursing/practice/health_system/fee/index.html
7) 日本医師会　なるほど！診療報酬　https://www.med.or.jp/people/what/sh/

4 病棟収益アップのためのスタッフの意識改革術
②算定要件をわかりやすく伝えるコツ

スタッフ全員が加算要件を理解するのは難しい

　4月から診療報酬が改定され、多くの病院でその対応に苦慮されていることと思います。

　大変さの理由の一つとして、看護管理者だけではなく、現場の看護スタッフ全員に協力してもらい、いままでとは違う行動をしてもらわなければならないことが挙げられるでしょう。

　私たち看護師は、診療報酬改定によって生じた算定要件をクリアするために、新たな行動をとらなければなりません。それは、提供する医療・看護に直結したもので、設備や人員の確保の他に、例えば「重症度、医療・看護必要度」（以降、必要度と略します）の変更箇所のように、具体的な行動が示されているものもあります。一般病棟の必要度では、輸血が1点から2点に変更されたことやモニター装着が点数からなくなったことなどが挙げられます。これらの変更から、看護師は、各患者の必要度を集計する時に、点数を変えたり、点数に加えないようにしたりと、今までと行動を変えなくてはなりません。

　看護管理者は、現場で患者さんに医療・看護を提供する看護師の負担をできる限りなくすために、システムを改善するわけですが、実際にすべての看護師に算定要件に沿った同じ行動をとってもらうのは簡単ではありません。準備をし、さまざまな方法で伝達したとしても、すぐに全員ができるわけではないため、できないスタッフの再指導やフォロー、さらに報告書等の再チェックや再入力など、最終的には、現場責任者である看護師長・主任が完全な行動や報告書になるまで、労力を注ぐことになります。すべての看護師が完全にできるわけではないのは普通だといえますが、どこまでできているのか、その度合いによって師長の方々の労力にはかなりの差が出てくるでしょ

う。

効果的に伝達するための 3 つのポイント

そのため、効果的に伝達するために、次の 3 つについて考えるようにしています。1 つ目は伝える内容、2 つ目は対象者、3 つ目は時期についてです。

1. 伝達内容

　①知識：行動をしてもらうために必要な情報や背景

　②技術：具体的な行動方法や手順、報告方法など

　③態度：やる気・モチベーション（その行動をする意義・意味）

2. 伝達対象者

　その都度、検討します。管理者なのか、特定の委員会関係者なのか、看護スタッフ全員か、経験年数別に考えるべきか、などです。また、伝える内容や実際にしてもらいたい行動内容によっても対象者は変わります。今回は診療報酬改定ですから、自部署の看護師が対象となります。その中で、効果的であろうと思われる、それぞれの個性に合った方法別に分けることもあります。

3. 伝達時期

　どの対象者にどの行動をしてもらいたいのかによって、伝達時期は変わってきます。プロジェクトに最初から入って活動してもらいたい場合は、開始前に伝える必要がありますし、1 回伝えただけでは行動変容が定着しない場合は、開始前、そして開始後も複数回伝えた方がよいときもあります。自部署の特性をふまえて、時期や回数を考えます。開始前、開始時、開始後など、内容やスタッフの特徴も鑑みて、時期を考えることもあります。

　上記の 3 つの視点から、診療報酬改定について、効果的に伝えるポイントを具体的に考えてみたいと思います。

伝達内容

①知識：行動をしてもらうために必要な情報や背景について

　まず、診療報酬とは何か、なぜ算定要件があり、2年毎に診療報酬が改定されるのかを理解してもらうことが大切です。これを基本として、さらに今回の診療報酬改定のポイントを伝えましょう。

　医療は、日本において国策であること、そして日本の医療財政、その背景の理解も必要です（第1部2章を参照）。医療は国策であり、国民の健康の維持増進、疾病予防、傷病からの回復を旨としています。日本の誇る国民皆保険制度は、国民の保険料と有限の歳入等から確保される大事な医療費で成り立っています。医療費予算も、何かにお金を投入したら何かは削らなければならないのは、家庭の収入支出と同じです。

　この大事な医療費を効果的かつ効率的な医療として提供するのが、国の施策です。効果的な医療費投入方法を誘導するのが、2年ごとに行われる診療報酬改定といえるでしょう。

　次に、自分の施設・部署で新たな加算を取得するために、必要な算定要件を具体的に挙げながら、内容を確認します。どの加算を取り、病棟収益に貢献するのかについては、病院幹部の方や看護部幹部（部長・師長・主任）で、すでに検討し選択していることでしょう。

　これらの算定要件の中には、「研修修了・終了者など人材に関する要件」や「設備に関する要件」「提供する具体的な医療・看護行為」などがあります。研修が必要な場合は、スタッフに研修に参加し、修了・終了してもらわなければなりません。設備関係は、施設責任者等が担当されるでしょうが、スタッフに意見を求められる場合もあるかもしれません。その場合、内容を知らなければ意見が述べられないので、伝えておく必要があります。

　また、提供医療・看護は、日々の業務のなかで実施することに他なりません。そのため、これらの内容をスタッフ全員に実施してもらうには、上記の内容を伝えておくことが必要です。

②技術：具体的な行動方法や手順、報告方法など

　実際に算定要件をクリアするために、どのような行動するのかについてです。「早い・易い・旨い（はやい・やすい・うまい）」を念頭に、効率的に実行できる方法を見つけることが大切です。これは、すべてのスタッフが早くできる方法・やりやすい方法・失敗が少ない方法であり、実際の算定要件をクリアするための行動なので、重要な部分です。

　さらに、実際に提供した医療・看護をデータ化し、提供した証拠として集計し、報告できる方法を作らなければなりません。例えば、必要度であれば、電子カルテの場合は、すでに販売業者が電子カルテ内に情報収集し集計できるシステムを入れてくれていますが、紙カルテの場合は、それぞれの施設で、必要な情報の入力・集計・報告できるようにしておく必要があります。

　今回、多くの施設で、感染管理に関する加算を新たに取得するところも多いと思いますが、設備の準備だけでなく、報告するデータ等の集計・報告方法を整えておくことが求められます。研修修了者や委員会、他病院との連携も必要になりますが、それには看護師メンバーの選定や病院内の多職種との協働も必要です。プロジェクト運営の成否は、メンバー選定で50％以上決まるとも言われる重要な部分ですから、準備を整えてスタートしたいものです。

③態度：やる気・モチベーション（その行動をする意義・意味）

　人は、行動の理由が理解でき、それが誰かの役に立つのなら、やる気につながります。モチベーションアップです。嫌々やるのとそうでないのとでは、効率だけでなく、行動の正確さや確実さにも差が出るでしょう。加算は、国が医療機関にやってもらいたいことを示しているものなので、加算要件をクリアすることは、国が国民の健康を守るために必要と考える医療提供に貢献することになります。しっかりと加算要件をクリアする内容を日々実行する（医療を国民に提供する）ことは、国民の役に立つことです。

　そして、国民の役に立つことを実施したという正当な評価をしてもらうためにも、証拠としてデータを報告することは、必須となります。そのために、何かを実施し入力する、紙に書いて報告するなど、いままでよりもすべき行

動が増えることもありますが、それは役に立つための仕事の一つと伝えることができます。

　普段からやっていることは、診療報酬によってきちんと評価してもらいましょう。過去には、臨床の場で実施されていたことが、あとから診療報酬で認められたという例もあるので、お金で評価されないからしないのではなく、医療・看護にとって、そして患者・家族にとって必要と思われることは、医療人として開発し、実施・継続していきたいものです。

　社会的評価とは、お金で換算し表すことが、今の日本社会の考え方の一つです。つまり、お金は、社会的評価の一つと考えると伝えやすいでしょう。

　また、診療報酬の算定要件や新たな加算の要件の内容は、患者さんの役に立つものだけではありません。そこで働いている医療人も国民です。誰の役に立つのか、具体的に伝えることも大切です。人は、意味のないことはやりたくありません。でも、意味のあることであれば、頑張れることが多くあるでしょう。誰かの役に立つことは、意味のあることです。

　患者・家族の役に立つことなのか、医療者のためになるのか、病院や地域なのか、それとも国全体なのか、その意味を伝えていくとわかりやすいと思います。

伝達対象者

　診療報酬改定であれば、自部署の看護師が対象となります。「このように行動してください」と伝えて、「ハイ。了解です」とすぐに行動できる方々はいいのですが、さまざまなスタッフがいるので、全員がすぐにできるわけではありません。「こうしてください」と部署のミーティングなどで伝えるだけで大丈夫な場合ばかりではないと思います。

　ですから、算定開始後も、研修会や部署ごとの勉強会、ミーティングやお知らせ会、病棟会などの場で、理由を分かって行動してもらえるまで、根気よくタイミングよく、伝えていく機会を企画します。知識だけでなく、実際にどのように行動するのかについても継続して伝達や指導していきましょう。わかりやすい資料や説明書、アルゴリズムを載せたものなどを使うのも効果的です。

　タイプ別に考えるなら、すぐ行動できるグループは、管理者にとってはありがたいのですが、行動重視で理由は後回しまたは重要視しないこともあります。ですから、行動を開始してもらいながら、理由をわかってもらえるように、後からいつでも見ることのできる分かりやすい資料を個々人に渡して、折を見て何回も話題にして伝えていくことも効果的です。

　ルール化されていないと行動できないグループには、方法を詳しく書いた手順書やマニュアルを整備し、見せることで納得して行動できるようになる場合があります。

　納得しないと行動しないグループには、開始前に情報提供し、意味や意義を理解してもらうと納得してもらいやすいようです。協力を依頼すると頑張れる方が多く、内容に納得すれば、管理者の代わりに、分からなくて困っているスタッフに伝達したり、指導してくれることもある頼もしい存在です。次期リーダーや主任候補になる方がいるかもしれません。

　ペナルティがないと絶対やりませんという方もたまにはいるかも知れませんが、現在の日本の医療看護提供体制において、診療報酬を無視することはできません。ですから、根気よく日本の医療の仕組みを伝えていくほかありません。義務に近いことを理解してもらえるように繰り返しお話します。ペナルティなどは作りませんが、どうしても行動を変えてもらえないようでしたら、上司の方から説明してもらいましょう。グループの特徴を表 4-2-1 にまとめたので、参考にしてください。

伝達時期

　開始前か、開始時か、開示後か——。いつ、これらのことを伝えるのかは、内容や部署の役割によって違ってきます。行動を実施してもらう前に伝えることがほとんどですが、行動開始直前、行動開始と同時の方が分かりやすい場合もあるでしょう。行動内容等をスタッフ全員で決めた方が良い場合は、知識を最初に伝えてからでないと具体的な方法（行動）を一緒に考えてもらえません。

　しかし、みんなで考えることは大切ですが、時間がかかり方法がなかなか決まらないこともあるので、関係のある委員会やその部署のリーダー格のス

すぐに行動できるグループ	すぐに行動できる 意味よりも行動することを重要視	行動はしてくれるので安心 研修を繰り返し、徐々に理解を深めていってもらう
とりあえず行動するが面倒と思うグループ	行動はするが、あまりに時間がかかる場合、見えないところではやらなくなる	行動の方法について意見を聞き、新しい行動の効率化を図る 研修を繰り返し、徐々に理解を深めてもらう
ルール化されみんながやるなら行動するグループ	ルール化されていないと納得できず、見えないところではやらなくなる ばれなければやらなくなることも	行動の方法について意見を聞き、新しい行動の効率化とルール化を図る
納得すれば行動が持続するグループ	納得できれば行動が定着するが、意味がないなど納得できなければ徐々にしなくなる 意味を見出せば協力者になってくれる 他者にも意味を伝達してくれる頼もしい存在	意味を先に伝達 できれば方法を共に考えてもらうチームメンバーに 次期主任・委員会リーダー候補
ペナルティがなければやらないグループ	したくないのが本心でペナルティがなければやらない	ルール化、効率化で負担軽減 徐々に理解を深めてもらう

タッフ数名などに先に相談するために、彼らだけに伝えることもあります。加算内容によっては、プロジェクトチームを組織し、加算要件に関する知識を共有することも大切です。

　1回では分かりにくいこともあるので、場合によっては複数回予定したり、あるいは対象を絞って個別伝達にすることも効果的です。いずれも、みんなが行動できるようになるまでは、フォローが必要です。

　伝える時期にコツはないのかも知れません。さまざまな機会を捉え、こつこつ地道に伝えて、理解してもらえるよう頑張っていきましょう。

4 病棟収益アップのためのスタッフの意識改革術
③スタッフの加算算定への意識を高めるには

一スタッフからすると加算は他人事？

　診療報酬は、診療所（クリニック）・病院において、医師・看護師など医療スタッフの人件費、医薬品・医療材料の購入費や施設を維持・管理していくための費用としてなくてはならないものです。そこに上乗せとなる加算を取得することは、自組織の経営において重要な役割となります。

　しかし、正直なところ現場の看護師は、診療報酬改定や加算取得という言葉を耳にしても、「それは医療事務の仕事」「師長さんや上の人がやっていること」などと、どこか自分とは別の世界のことのように思ってしまうことが多いのではないでしょうか。実のところ、私自身もそうでした。私が診療報酬や加算算定の意義について本当に理解し、取り組むようになったのは、認知症看護認定看護師となり、現場で役割を担うようになってからだったのです。

現場スタッフからの反発

　平成28（2016）年の診療報酬改定で認知症ケアに加算が新設され、算定要件となるスクリーニングや観察、カンファレンスの実施と個別的な看護計画の修正などを確実に実施、証明することが必要となりました。私は、そのためのマニュアル整備やケアについて検討するカンファレンスの開催、記録やカルテ入力の適時監査に取り組んでいました。

　さらに令和2（2020）年度診療報酬改定においては、認知症ケア加算の一部改訂に加えてせん妄ハイリスクケア加算が新設されました。せん妄ハイリスクケア加算取得のためには、せん妄の危険因子を評価するためのスクリーニングや観察項目の追加、せん妄のリスクがある患者に対する看護計画の

立案、パンフレットを用いた患者・家族への説明など、新たに導入しなければならない事項がたくさんありました。しかし、それらをスタッフに説明する段階で、「これ以上業務を増やさないでほしい」という現場の本音にぶつかってしまったのです。

このような出来事から、現場のスタッフの「診療報酬」に対する意識の確認・向上と、算定のための行動に上手につなげるアプローチが必要となりました。

「看護」と「お金」をどう結びつけるか

過去の自分を振り返ると、看護師として現場で働いている中で、自組織の経営に参画、貢献するという意識がどれだけあったかは、疑問に思います。「看護」と「お金」の関連性についても、自分が働いてお給料をもらっていることは理解できますが、何か物を売る職業とは違い、自分が行う看護実践について「このサービスは1回いくらかかる、もっと収益を増やすためにはどうすべきか」などとは考えたことがありません。自分の中で「看護」というものが「奉仕」というイメージに近かったからか、「お金」や「収益」といった概念とは直節結びつかなかったからかもしれません。さらに私たち看護師の目的は、患者のより良い療養生活を支えることであり、看護実践は患者の状態やその時の状況によって個別的に展開されるためでもあったかと考えます。そこで、「診療報酬」という考えをどのようにスタッフに浸透させていくか、つまり「看護」と「お金」をどのように関連付けて伝えていくのかを考えました。

加算の背景にある社会的ニーズと先人の努力を知ってもらう

まず啓発の場として選択したのは、自施設のクリニカルラダー研修でした。さらに新人看護師の入職時の研修、自部署のミニ学習会で認知症ケア加算やせん妄ハイリスクケア加算について講義を行っています。その講義では、ま

ず認知症ケア加算が開設されるまでの経緯を説明しています。認知症を有しながら身体疾患を持って入院する患者が増加しており、入院中にせん妄や行動心理症状が悪化し、入院生活が長引くという現状があります。入院が長期におよぶことで、患者の認知機能やADLが低下してしまい、住み慣れた地域へ退院することが困難となるケースも少なくありません。

　このような現状で認知症ケア加算は、認知症に関する専門的知識と技術、対応能力を持つ者が適切に介入することで、認知症患者の入院日数の短縮に効果があるということを老年看護の専門チームが多くの研究の積み重ねによって証明したことで設置に至りました。認知症の人がより良い療養環境で治療を受け、スムーズに元の生活場所へ退院するために適切な対応をすることは、私たち急性期病院の看護師の重要な役割と考えます。また、認知症やせん妄の患者が入院医療の現場に大きな負担をかけている現状を背景に、急性期の入院医療全体にせん妄の管理が求められ、せん妄ハイリスクケア加算が新設されました。認知症はせん妄のリスク因子であり、またせん妄はさらなる認知機能の低下をきたすため、せん妄予防は認知症看護と切っても切り離せないものであると言えます。このような社会のニーズに基づき、また多くの専門家の努力や整備のおかげで、現在私たちが報酬をいただくことができるのだと、まず自覚することが重要であるとスタッフに伝えています。

　また認知症ケア加算算定要件として、各部署のスタッフには外部の認知症対応能力向上研修を受講してもらい、院内でも認知症看護に関する研修を開催し、知識や技術の習得に努めています。このように私たちが専門的な知識や技術を習得するために費やした時間やお金、努力が報酬として認められているのだということも強調しています。

実際の金額を伝える

　ただ、概念的に看護実践に対してお金をいただいているということを強調しても、まだ曖昧な部分が残ると考えます。そのため、認知症ケア加算について、自施設で発生している具体的な金額を明示して説明することにしました。例えば認知症のある患者が急性疾患で当院に3週間入院し、認知症ケ

アを実践した場合にかかる診療報酬の金額を出します。入院日数が2週間を超える、または入院中に身体拘束を実施した場合、算定金額がどれくらい減少するかを示し、入院期間の遷延や身体拘束がいかに患者に弊害を及ぼすのかを説明します。また1ヵ月に病院が報酬としていただいている認知症ケア加算の金額も伝えます。現実的な金額を示すことで、「そんなに減算されるの？」「結構大きい額なのですね」など、受講者の反応が大きくなることもあります。しかしここで気を付けなければならないことは、「お金をもらうために入院期間を短縮し、身体拘束を実施しない」という結論にだけは至らないようにすることです。原則として私たちが目指すところは、「患者や家族にとっての最善」であると考えます。

判断に迷わないようフローチャートを作成

このように私たちの実践する認知症ケアや、せん妄予防対策に価値があることが、実質的な形である診療報酬として認められているのだという現状を自分のこととして認識した上で、さらにその報酬を得るための具体的行動をとらなくてはなりません。

行動とは実践の証明、つまり看護の実践記録となります。患者が入院してきた時に、せん妄を起こす危険性があるか、認知機能の低下により専門的な対応や認知症ケアを必要とするかどうかを、定められた基準や判定ツールを用いてスクリーニングします。その結果を記録し、その患者に適した個別的な看護計画を立案します。そして看護計画の実施は日々の実践記録、観察したことはフローチャートに明記します。実践の中で患者の状態や看護実践の効果などを評価しますが、そのためにはカンファレンスの開催と検討した内容の記録が必要となります。チームで検討した結果から看護計画の追加・修正や患者の目標設定の変更などを行い、カルテに記載します。ここまで述べてきたことからも記録すべきことが多くあることがわかります。しかし、カルテ記載の記載漏れを確認したり、現場のスタッフの疑問を聴いたりするなかで私が実感していることは、スクリーニングの段階での判定基準の解釈やそこからの計画立案までに困難があるということでした。

認知症ケア加算やせん妄ハイリスクケア加算算定の適応には定められた基準があるのですが、鑑別項目や条件が複数あり、さらに除外項目等、やや複雑な部分があります。認知症看護の理念や、認知症及び認知機能低下の定義を正しく理解・解釈していない場合、迷いを生じることがあると考えました。正しい知識の習得や理解はもちろん大切です。しかし、急性期の慌ただしい日常業務のなか、緊急入院を受けながらじっくり考えてスクリーニングするということはいささか困難ではないか、まして導入時などは判定に不慣れなこともあり、迷いを生じることが多くなるのではないかと考えました。行動の迷いは、その都度業務の手を止めてしまうため、スタッフにとってわずらわしさが増加してしまいます。この状況が、「これ以上業務を増やさないでほしい」ということにつながると考えます。そこでできるだけスムーズにスクリーニングができるように入院時のフローチャートを作成しました。

　入院時に確認することや、どの時点でどのツールを用いて判定を用いるか、具体的にどう行動するかなどをできるだけシンプルにまとめました。認知症ケア加算においては、「認知症高齢者日常生活自立度判定」も用いて算定対象かどうか判断を行います。この判定表はいつでも手元において確認できるよう、ポケットサイズ版でラミネートしたものを作成、配布しました。より多くの現場スタッフに認知症看護の理念や認知症ケア加算、せん妄ハイリスクケア加算について理解してもらわなければならないのですが、私一人の行動だけではなかなか前に進みません。そこで、認知症ケア委員会で、各委員にリンクナースとして現場で行動モデルとなってもらっています。自分がどうすべきか迷った時は自分の同期の認知症看護認定看護師たちに相談しています。

＊

　多くのスタッフの意識を変えることはとても難しいことだと思います。現場のスタッフができるだけ効率的に負担なく業務を行い、看護実践の中で認知症ケアの必要性と効果を実感できるよう、現場の意見を聴き、今後も周囲の人と協力しながら、一つひとつできることに取り組んできたいと考えています。

5章

コメディカルによる
経営改善の視点

5 コメディカルによる経営改善の視点

コメディカル間の連携で収益を増やす

　看護管理者として、診療報酬改定に取り組むためには、切っても切れない関係にあるのがコメディカルです。チーム医療だけでなく、それぞれの部門がどう診療報酬に取り組んでいるか、看護部として協力すべきこと、または協力してもらえることは何かを考え、対策を練らなければなりません。

　また、DPC（Diagnosis Procedure Combination：診断群分類包括評価）も視野に入れた対策が必要です。ご存じのとおり、DPCとは、特定の疾患に対する治療費が、実施した医療行為の積み上げで計算される出来高払いの方式（出来高方式と呼ばれます）ではなく、疾患名と治療法、入院日数であらかじめ決められている包括払いとなる医療費計算方式を指しています。出来高方式では、治療を実施すれば、実施した分だけ病院は治療費を費やすことができ、これが医療費の高騰につながっているのではないかといわれていました。その対策として取り入れられたのがDPCによる包括支払方式であり、最も多く医療資源を投入した疾患名に対して、診断群分類によって価格が決められました。「不必要な治療」や「過剰な検査、薬」については、病院側は治療費を請求できない仕組みとなりました。

　DPCは国も推奨し、年々対象病院が増えています。第522回の中央社会保険医療協議会の資料[1]によると令和4年4月時点で、DPC対象病院は1764病院（一般病床を有する全病院の30％）、DPC算定病床数は483,425床（一般病床を有する全病床数の54.4％）となっています。**表5-1**はDPC対象病院数を、**表5-2**はDPC算定病床数の変遷を示したものです。

　DPC対象病院になるためには、このDPC対象病院の基準を満たすだけでなく、過去2年間に、DPC準備病院の基準をすべて満たしていなければいけません。DPC準備病院を2年間経て、ようやくDPC対象病院になれる

というわけです。

●表5-1　DPC対象病院数の変遷

年度 及び データの時期	100床未満	100床以上200床未満	200床以上300床未満	300床以上400床未満	400床以上500床未満	500床以上	計
平成15年度対象病院（H15年7月時点）	0	0	0	0	1	81	82
平成16年度対象病院（H16年7月時点）	1	9	11	18	8	97	144
平成18年度対象病院（H18年7月時点）	5	33	40	76	42	164	360
平成20年度対象病院（H20年7月時点）	41	106	131	135	84	221	718
平成21年度対象病院（H21年7月時点）	135	256	258	227	136	270	1,282
平成22年度対象病院（H22年7月時点）	156	288	282	244	149	271	1,390
平成23年度対象病院（H23年4月時点）	170	314	293	251	150	271	1,449
平成24年度対象病院（H24年4月時点）	181	335	301	265	149	274	1,505
平成25年度対象病院（H25年4月時点）	179	338	304	252	153	270	1,496
平成26年度対象病院（H26年4月時点）	200	373	318	262	155	277	1,585
平成27年度対象病院（H27年4月時点）	215	381	302	263	151	268	1,580
平成28年度対象病院（H28年4月時点）	243	420	314	272	152	266	1,667
平成29年度対象病院（H29年4月時点）	266	434	309	245	150	260	1,664
平成30年度対象病院（H30年4月時点）	303	463	317	244	147	256	1,730
平成31年度対象病院（H31年4月時点）	317	465	310	242	140	253	1,727
令和02年度対象病院（R02年4月時点）	333	480	308	247	140	249	1,757
令和03年度対象病院（R03年4月時点）	335	475	309	240	148	248	1,755
令和04年度対象病院（R04年4月時点）	338	468	325	234	149	250	1,764
（参考）一般病床を有する全病院（令和2年医療施設調査）	2,187	1,888	565	490	277	358	5,765

●表5-2　DPC算定病床数の変遷

年度 及び データの時期	100床未満	100床以上200床未満	200床以上300床未満	300床以上400床未満	400床以上500床未満	500床以上	計
平成15年度対象病院（H15年7月時点）	0	0	0	0	441	68,541	68,982
平成16年度対象病院（H16年7月時点）	65	1,374	2,660	5,817	3,502	80,697	94,115
平成18年度対象病院（H18年7月時点）	317	5,109	10,097	25,863	18,488	117,932	177,806
平成20年度対象病院（H20年7月時点）	2,983	16,403	32,409	46,280	37,092	153,115	288,282
平成21年度対象病院（H21年7月時点）	9,384	38,829	63,714	77,639	60,051	183,987	433,604
平成22年度対象病院（H22年7月時点）	10,515	43,229	69,514	83,426	65,628	183,889	456,201
平成23年度対象病院（H23年4月時点）	11,367	47,114	72,611	85,962	66,179	184,278	467,511
平成24年度対象病院（H24年4月時点）	11,994	50,078	74,571	91,071	65,606	186,219	479,539
平成25年度対象病院（H25年4月時点）	11,924	50,581	75,291	86,277	67,459	183,449	474,981
平成26年度対象病院（H26年4月時点）	13,418	55,494	78,491	89,558	68,331	186,914	492,206
平成27年度対象病院（H27年4月時点）	14,468	56,362	74,715	90,319	66,616	181,601	484,081
平成28年度対象病院（H28年4月時点）	15,846	61,730	76,987	93,343	67,243	180,078	495,227
平成29年度対象病院（H29年4月時点）	17,314	63,657	75,729	84,299	66,399	176,349	483,747
平成30年度対象病院（H30年4月時点）	19,664	67,830	77,675	84,172	64,969	174,253	488,563
平成31年度対象病院（H31年4月時点）	20,611	68,088	76,219	83,858	61,912	171,673	482,361
令和02年度対象病院（R02年4月時点）	21,752	69,449	75,779	85,462	62,052	168,686	483,180
令和03年度対象病院（R03年4月時点）	21,530	68,093	76,305	82,705	65,327	167,484	481,444
令和04年度対象病院（R04年4月時点）	21,765	66,503	80,403	80,755	65,779	168,220	483,425
（参考）一般病床を有する全病院（令和2年医療施設調査）	111,970	203,439	105,099	141,581	108,288	217,543	887,920

出来高になる項目を積極的に加算に結びつける

　ここで、大事なのは、すべてが包括されるわけではなく、DPC対象患者の請求では診療行為の多くは包括されますが、「一部出来高になる項目」があるということです。この項目に関してを積極的に加算や算定に結び付けることで、病棟収益につなげることができます。そして、出来高となる項目の多くが、リハビリ部門や薬剤部門、栄養部門など、看護師以外のコメディカルに関わる項目となります（図5-1）。このようなコメディカルに関連する項目に対しても知っておくだけではなく、看護部としても大いに協力し、算定に結び付けていかなくてはなりません。

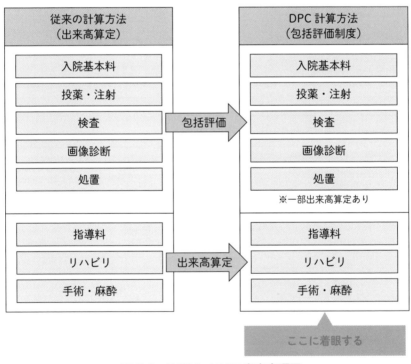

●図5-1　DPCにおける出来高項目

リハビリ部門の収益改善

リハビリ部門が実施する、心大血管疾患、脳血管疾患、運動器、呼吸器、がんなど疾病別のリハビリはすべて出来高で評価されます。病院の機能や施設基準にもよりますが、1単位20分で点数が設定されています。また、14日以内の初期加算、30日以内の早期加算も合わせると、大きな収益が見込めます。リハビリテーション総合計画評価料や摂食機能療法といった、出来高で算定できる項目もあるため、積極的な算定が収益の向上につながります。細かな点数は後述しますので、ここでは記載しませんが、看護部も協力して、これらを上手く算定していく必要があります。

例えば、急性期の患者に対して、手術翌日など早期にリハビリ介入することは、患者にとって身体の機能を落とさず、早期に離床、身体機能の回復につながります。そして、早期退院も可能となることから高い評価がされています。これに対して看護師ができることは、対象患者を入院時から把握し、早期リハビリ介入ができるよう医師やセラピストに働きかけることであり、これは重要なことです。

一昔前は、術後数日経たないとリハビリが始まらない、しかも1日1単位だけといった時代もありました。看護師がリハビリ室まで患者を送り迎えして、リハビリ室内で実施するといったこともあったように記憶しています。しかし最近は、リハビリに対する意識も変化し、早期リハビリ介入としてベッド上でのリハビリから開始しベッドから車いすへの移乗も「訓練の一つ」と積極的に介入してくれるようになりました。もちろん患者の移乗：移動時間は、訓練時間にはカウントされません。それでもセラピストは積極的にアプローチを行なってくれます。また、患者の在院日数短縮化に伴い、「リハビリの部屋が空いているなら使わないともったいない」と土日祝日もリハビリを実施してくれる病院もあります。当グループもしかりですが、早期のリハビリ介入、在院日数の短い期間に、できるだけたくさんのリハビリを、土日祝日にも途切れなく実施することが当たり前になりつつあります。

しかし、ここで気を付けねばならないこととして、リハビリの回数はセラピストの人員数により上限が決まっていることがあります。診療報酬上では、

セラピスト1人当たり1日18単位、週108単位、1単位20分と決められています。そして、患者1人に対して、6単位（回復期なら9単位）までしか行えないと規定されています。移動時間や、記録時間、各種チーム医療の委員会活動時間なども差し引くと週で108単位を実施するのは難しいことだといえます。

　私たち看護師はこれらのことも理解した上で、効率よく患者にリハビリが提供されるように働きかけをする必要があるといえるでしょう。

薬剤部門の収益改善

　薬剤部門に関連した出来高項目は、薬剤管理指導料が挙げられます。救命救急入院料等を算定している患者は、より高い点数が算定できるように評価されています。ここでは細かな点数は割愛しますが、このような指導料もしっかり算定できるようにすることが収益向上に大きく寄与します。安全管理が必要な医薬品が投与されている患者や、麻薬の使用に関連した指導が必要な患者なども、点数の評価や加算が認められています。

　これらを取り漏れなく実施するには、医事関連システムで自動的にチェックできる仕組みがないとかなり難しいといえるでしょう。しかし、どこの病院でもシステムが導入されているわけではありません。そこで、入院時内服管理が必要な患者に対しては、薬剤師の介入をシステム化するとともに、病棟薬剤師と看護師が協力し合い、薬剤管理指導料などが行いやすい体制を作ることが望まれます。

　筆者の所属する美杉会グループでは、薬剤管理指導料を兼ねて患者の病室まで薬剤師が出向き、薬の説明を実施してくれています。看護師にとってもありがたいことですし、なにより、患者は直接薬剤師から薬を受け取り、薬についての説明も聞くことができるので、これは意義のある行為であり、理にかなった点数であるといえます。

　システムからの当該患者のピックアップが難しい場合は、医事課の判断や薬剤師からの情報発信に依存することになるので、当然、取り漏れも発生してしまいます。

　薬剤師は、どの加算が取れるのかを理解しておく必要があると同時に、看護部でも、指導などの加算が取り漏れなく算定できるように薬剤師と連携する必要があるといえます。

　特に在院日数の短縮化により、週1回算定の場合は2週目を逃してしまうこともあります。患者の退院が決まれば、速やかに看護師から薬剤部門に情報提供をするなどの、ちょっとした配慮も必要だといえるでしょう。特に、退院時の服薬指導には退院時薬剤情報管理指導料薬剤情報提供料の算定も可能となります。退院が決まりそうになったら、病棟薬剤師に打診しておくことも忘れないようにしましょう。そうすれば薬剤師も時間の都合がつけやすくなります。漏れなく薬剤師が介入することは、患者にとっても安心、安全の医療提供につながるといえます。

　2012年度からは、病棟薬剤業務実施加算が設けられました。これは、残念ながらDPC病院では係数として評価されるため、出来高での算定はできません。しかし、病棟に薬剤師が配置されるようになり、看護師の薬剤に関する業務負担はかなり減少させることができました。各病棟に1人の薬剤師配置が求められているため、体制を整えるのは大変ですが、薬剤師が病棟に配置されることで、看護師の業務負担軽減だけでなく患者にとっても安全安心につながり、医師からも「相談しやすくなった」と歓迎する声が聞かれます。薬剤部門が病棟に介入できている病院では、指示をパスに組み込むなどの仕組み作りをしているところもあるようです。服薬指導はもとより、看護師との連携により薬剤管理の質の向上も期待できます。

　チーム医療に関する加算の取り組みに関しては、薬剤部門のコラムで詳述します。

栄養課の収益改善

　栄養部門に関連する項目としては、入院栄養食事指導料があります。管理栄養士がベッドサイドにおいて指導を行なったことを評価する点数になっています。

　リハビリや薬剤指導に比べると、点数はやや低いようにも思えますが、栄

養状態の改善は早期回復、早期退院にとって重要であるといえます。チーム医療として、NST（栄養サポートチーム）としてのラウンドも実施してくれています。指導料の算定は入院中2回までですが、栄養指導だけでなく、この指導を通じて患者から直接に声を聴くことも可能となるため、喫食調査やいかにして食べてもらうかなどの様子を聞くこともできるので栄養部門にとって貴重な機会となっているといえるでしょう。情報収集をすることで、患者にあった食事を医療的にも患者の嗜好的にも満足度を高めて提供することへ結びつけることができます。もちろん、定期的に食事に関する患者満足度調査や喫食調査も行っている病院は多いでしょうが、これには点数はつかないため、個別対応で点数が付くことはありがたいことです。目的を患者の栄養指導だけにとどめず、広く食事に反映させるための活動としてとらえることが必要です。

　では、看護師として何を協力すべきかというところですが、栄養部は、患者がどんな人でどのような「食に関するお困りごと」を持っているかはわかりません。筆者の所属する美杉会グループの例を紹介しますと、入院時に看護師が栄養に関するスクリーニングを実施し、NSTの介入が必要であるか、栄養食事指導が必要である患者なのかどうかを報告しています。定期的に栄養部門のカンファレンスや栄養委員会なども開催し、看護部としても協力できる体制を取っています。

　他職種を交えたNSTや、口腔機能、摂食機能を改善させるための取り組みはとても重要です。身体機能が低下している患者に漏れなく介入できる組織だった仕組み作りが求められているといえるでしょう。

引用・参考文献
1) 中央社会保険医療協議会 総会（第522回） 総-4-3
2) 病院ナビ DPC参加病院 https://byoinnavi.jp/dpc_hospitals
3) 中央社会保険医療審議会 薬価専門部会（第179回） 診-2参考
4) 病院経営支援 https://www.mdv.co.jp/about/hospital.html
5) 厚生労働省 病院経営収支調査の概要
https://www.mhlw.go.jp/topics/bukyoku/isei/igyou/igyoukeiei/syushityousa/11nen/gaiyo.html
6) WAMNET 福祉医療経営情報
https://www.wam.go.jp/content/wamnet/pcpub/top/fukushiiryokeiei/dpcdeita/

dpcdeita005.html
7) 平成 22 年度第 11 回診療報酬調査専門組織・DPC 評価分科会　資料 D-3
8) ジョブデポ　ナースのヒント　https://j-depo.com/news/dpc.html
9) クワホピ　医療療養病床における「包括項目」(R2 年 4 月版)
　　https://hospital.kuwashira.com/houkatsu/

リハビリテーション関連の改定について

　令和4（2022）年度診療報酬改定では、疾患別リハビリテーション料および、施設基準については改定がありませんでした。

　しかし、個別改定項目では、文書・事務処理などの間接業務と、疾患別リハビリテーション料や加算点など、診療報酬に係る療法業務の改定がありました（**表1**）。

●**表1．リハビリテーション関連個別改訂項目**

1．文書・事務処理などの間接業務の改定
　・標準的算定日数を超えてリハビリテーションを行う場合、機能的自立度評価法（FIM）の測定と報告が定められました
　・療養病棟入院基本料における FIM（機能的自立度評価法）の測定回数により単位数、点数の要件が定められました
　・リハビリテーション実施計画書に係る要件が見直されました。

2．疾患別リハビリテーション料や加算点など診療報酬に係る療法業務の改定
　・運動器リハビリテーション料の対象となる疾患に「糖尿病足病変」が含まれました。
　・特定集中治療室の早期離床・リハビリテーション加算に関わる職種に言語聴覚士が追加されました。
　・回復期リハビリテーションに心大血管疾患リハビリテーション料が追加されました。
　・総合的な生活習慣病管理は、看護師、薬剤師、管理栄養士等の多職種に理学療法士も含まれました。
　・リハビリテーションに係る訪問看護指示書記載が医療保険にも定められました。
　・精神科救急医療体制の整備において疾患別リハビリテーション料が包括評価の範囲から除外され算定可能となりました。
　・透析時運動指導加算が新設される。75点（指導開始から90日を限度とする）。

　リハビリテーション部門では、疾患別リハビリテーションの単位

数に規定があり、療法士1人1日24単位を上限とし、1週間108単位まで、1患者1日通常6単位（回復期病棟では9単位）まで、1単位20分と定められています。

　1単位20分という規定は絶対であり、遵守しなければなりません。訓練時間を短縮することは違法であり、違反すると厚生労働省より数年にさかのぼって診療報酬の返還が求められる可能性があります。その額は施設の規模によって違いますが、多くて数千万から数億になることもあると考えられます。

　療法士1人の上限は1日24単位ですが、1人の療法士が1日18単位リハビリを実施できていれば、療法士1人当たりの「生産性」の観点から問題ないと判断できる数字と言われています。
療法士はできるだけ多くの患者さんや利用者さんに、十分な時間を取り良質な治療訓練を実施し、身体機能の良好な改善・回復を目標にしています。1日18単位以上、治療訓練を実施できれば診療報酬は増加しますが、しかしながら療法（訓練・治療）業務以外に、間接業務としての患者送迎、カルテ記載、カンファレンスや計画書、報告書、サマリ作成等の事務作業に加え、病院運営に重要な感染対策委員会、NST員会、医療安全員会、運営会議、など各種会議への出席があり、すべての就業時間を療法業務だけに費やせないという現状があります。

　これに対しての対策の例として以下のようなものがあり、各施設でいろいろな方策が建てられ実行されています（表2）。

　リハビリ部門の大きな課題は上記のような療法業務以外にかかる時間をどう減らすかということにあります。患者送迎時間の短縮、事務仕事や会議を効率化し療法（訓練）業務時間を確保して、より多くの単位数を実施することが、患者さんの機能回復につながり、その結果として診療報酬を獲得することになり、経常利益は増加します。

●表２．療法業務に費やす時間を増やすための方策の例

・患者さんの病棟と訓練室間の送り迎えはリハビリ助手、看護助手、看護師などで行い、療法士は訓練業務に専念し、多くの単位数を実施するリハビリ助手や看護助手など、療法士より人件費が低い人員を動員するのは収益の向上につながる。
・訓練場所を病棟にも設置し、患者の移動時間を短くする。
・会議運営の効率化や時間を短縮する（時間設定開始・終了時間の厳守、会議資料の事前配布）。
・日曜・祝日出勤。
・人件費率に見合った適正な超過勤務の実施。
・日々の稼働療法士数の調整。

2022年度診療報酬改定に伴う
管理栄養士の関わり

◎ 当院における管理栄養士の栄養管理業務

　社会医療法人美杉会 佐藤病院（以下、当院）では、患者が入院すると、まずはじめに入院診療計画書を作成します。入院診療計画書は、医師・看護師・薬剤師との協働による作成が必要なため、管理栄養士のサインが未記入の場合、担当看護師より栄養部に直接電話連絡があります。管理栄養士は、食事オーダーのありなしで、患者個々の状態に見合った内容を記入していきます。

　次に、入院後7日以内に栄養スクリーニングを行い、栄養管理計画書を作成します。

　栄養スクリーニングの項目は、Alb・Hb・TP・TG・Ly数などの客観的データや食事量・褥瘡ハイリスクの有無・BMIなどで、看護師による入院時サマリーや病名より入院時の情報を参照し、栄養状態を評価していきます。

　また、身長・体重より必要栄養量・たんぱく質量を算出し、食事摂取量や絶食の場合は輸液の内容を確認し、摂取栄養量・たんぱく質量・水分量を算出し、充足率を算出します。当院のスクリーニング項目の介入対象者基準にひとつでも該当した場合は、栄養サポートチームの介入対象となります。

◎ 当院における栄養サポートチーム加算の対応

　当院は、急性期病棟で栄養サポートチーム（NST）が稼働しており、医師・看護師・薬剤師・管理栄養士などで回診を行い、下記の項目をチームで評価をしています。

　① 栄養管理が必要か否かの判定（栄養アセスメント施行）

　② 適切な栄養管理が施行されているかのチェック

③ もっともふさわしい栄養管理法の提言（適切な栄養管理ルートの選択）
④ 栄養管理にともなう合併症の予防
⑤ 新しい知識・技術の紹介・啓発
⑥ 他のチーム医療や部門との連携をはかり、患者に対する治療およびケアに努める

　NST 専従・専任者となるためには所定の研修が必要となり、医師・看護師・薬剤師・管理栄養士の 4 職種すべてが所定の研修を終えていないと栄養サポートチーム加算が算定できません。また、回診日に研修終了者がすべてそろわないと加算が取れない状況です。加算を取得するためには、研修修了者のシフトを把握しながら、回診時間の調整が必要となります。

◎ **その他、今回の診療報酬改定について**
　入院時栄養管理体制加算が新設され、特定機能病院入院基本料を算定する病棟で、専従の管理栄養士が必要な栄養管理を行った場合に、算定可能となりました。入院初日および退院時にそれぞれ 1 回限り 270 点で、栄養サポートチーム加算および入院栄養指導料は別に算定できません。加算を取るためには病棟専従の管理栄養士の配置が必要となります。なお、当院では対象の病棟ではないため算定はできません。

*

　栄養サポートチームの加算には、医師・看護師・薬剤師・管理栄養士の研修修了者の育成が必須となってきます。コロナ禍で研修の受入が減り、研修に行きたくてもほとんど進んでいないのが、この 2 年間の現状です。研修施設を見つけ受入から研修終了までは、約半年から 1 年ほどの時間を要します。

このように研修の受講は容易ではない状況にありますが、加算の取得が途切れないように、日頃から研修スケジュールやメンバーの構築を考えていく必要があります。今後も、栄養管理業務の質と収益性向上のため、他職種と協働しながら、栄養管理業務に努めていきたいと思います。

2022年度診療報酬における薬剤部の動き

　今回の診療報酬改定においては、薬剤部で実施する項目では大きな変化はありませんでした。ここでは、主にチーム医療として看護師と関わる部分が大きい3つの項目についてご紹介したいと思います。

◎ **看護必要度Ⅰ　A項目**

　看護必要度の患者評価が導入されてから、特に薬剤の部分において薬剤部も看護必要度の院内研修に参加し理解を深め、当初より病棟薬剤師によるチェックは行っていました。

現在、A項目（専門的な治療・処置のうち薬剤を使用するものに限る）とC項目は、レセプト電算処理システム用コードを用いて診療実績を毎日、評価することとされています。当院でもそのように実施していますが、抗悪性腫瘍剤の内服の管理と麻薬の内服、貼付、坐剤の管理についてはチェックが抜けることがあるので薬剤部でも確認してほしいという看護部からの要望で、病棟薬剤師が毎日行っています。

◎ 術後疼痛管理チーム加算の新設

　今回の改定で新設された項目で、当院でも実施する方向です。施設基準として「手術後の患者の疼痛管理に係る所定の研修を修了した専任の常勤看護師、専任の常勤薬剤師」とあります。この「手術後の患者の疼痛管理に係る所定の研修」とは、施設基準において次のように規定されています。

　「ア）医療関係団体等が主催する26時間以上の研修であって、当該団体より修了証が交付される研修であること。イ）術後疼痛管理のための専門的な知識・技術を有する看護師、薬剤師及び臨床工

学技士等の養成を目的とした研修であること」となっており、その基準を満たす研修は、公益社団法人日本麻酔科学会『術後疼痛管理研修』です。2022 年 5 月末より、受講申込が開始となっています。

　こちらの研修は周術期管理チーム認定資格を取得していれば、1 名修了に 26,000 円、そうでなければ講義料と修了証明書の発行で 15 万円費用がかかります。現在、当院では手術室看護師は周術期管理チーム認定を取得している者がおり、看護師・薬剤師の計 2 名で 176,000 円の研修費が必要となります。

　参考までに昨年度の全身麻酔件数を示しますと、外科 138 件、整形外科 449 件、合計 587 件でした。これらのうち疼痛管理が必要な症例の具体的数字は出せてはいませんが、数にかかわらず、今後の診療において疼痛管理は必要であると考えています。

◎ 継続的な二次性骨折予防に係る評価の新設

　二次性骨折予防に関しては、2020 年 1 月から OLS 委員会（OLS: osteoporosis liaison service（骨粗鬆症リエゾンサービス））として、院長（整形外科医）はじめ整形外科医主導で立ち上げました。メンバーは、整形外科医、外来・病棟看護師、薬剤師、理学療法士、栄養士、放射線技師、MSW、外来・病棟クラークで構成されています。

　2020 年 4 月から、第 1 段階の取組として大腿骨転子部（頸部）骨折、脊椎圧迫骨折の入院患者を対象に介入を開始しました。その後、対象者を外来に拡大、また骨密度測定の推奨や積極的な治療薬の提案などを行っています。薬剤師は、オリジナルのアルゴリズムを医師とともに作成し、骨粗鬆症ガイドはチームで共同制作しました。骨粗鬆症外来では医師の診察の後、薬剤師は看護師とともに患者指導にあたっています。

　また、地域の病院、診療所等に向けて OLS の研究会を発足、2022 年 6 月には、地域の内科開業医に向けたセミナーを開催して

おり、骨粗鬆症治療の地域での発展へつなげたいと考えています。さらに学会等で当院の活動実績を報告しています。

　そのような活動の中で、今回の診療報酬改定は非常にうれしい内容でした。今までの活動が認められたように感じています。

　今後の展望として、当院では一般社団法人日本骨粗鬆症学会の骨粗鬆症マネージャーを今年度6名（看護師4名、薬剤師2名）取得予定しています。骨粗鬆症治療のためのエキスパートを育て、地域とともに発展していきたいと思います。

◎ 看護管理者に薬剤部として望むこと

　チーム医療を行うためには、薬剤部は看護師とともに活動することが必須となってきています。それぞれの職種の住み分けもあるとは思いますが、協力して成り立つ部分のウエイトも増しています。そこで、職種を超えてお互いのことをもっと理解するとともに、今後のチーム医療をスムーズに導入できるように普段からのコミュニケーションが必要であると思っています。ぜひ、お気軽に薬剤部にご相談くださることを期待しています。これは一個人の考えとしてではなく、多くの薬剤部の者が願っていることだと思います。

感染管理対策への取り組みと地域との連携

　新型コロナウイルス感染症（以下、新型コロナ）という新興感染症の世界的流行が起こり、少なからずどの施設においても、日常の医療体制に変化や影響がありました。

　何者かわからない新型コロナとの戦いが始まってから今日に至るまで、私は感染管理チーム（以下、Infection Control Team：ICT）の一員として無我夢中で走ってきました。このコロナ禍を振り返ると、保健所などの行政、感染対策加算連携施設や近隣施設、同法人内施設の仲間と、お互いに助け合いながら一緒に考え、改めて「地域連携」の重要性を再認識しました。

　令和4（2022）年度診療報酬改定では、コロナ禍で再認識された地域連携を強化した内容となっており、名称も感染対策向上加算と変わりました。今後も新型コロナをはじめとする新興感染症との戦いを想定したものと考えています。自施設だけではなく地域全体で協力し合い、新興感染症に立ち向かっていかなければなりません。感染対策向上加算のキーワードは「地域連携」であり、どのようにして他施設と連携していくか、医師会や保健所と協働しながら感染対策を行っていくかがポイントだと認識しています。

　当院は「医療・保健・介護を包括的に行い地域社会に貢献する」という法人理念に基づき、地域の感染対策を向上させることを使命とし、今回の診療報酬改定においても感染対策向上加算1を目指しました。地域に根差した中小規模施設という特色を生かし、日頃より近隣施設との連携を行っていたため、加算1の算定を目指すという結論は妥当なものだと考えます。

　新興感染症の発生時に都道府県等の要請を受けて感染症患者を受け入れる体制を有するという加算1の要件では、今まで地域の中心的役割をしていた施設であっても、診療科や施設の特徴により新興

感染症患者の受け入れが困難であるため、加算 1 が継続できない施設もあると聞いています。新興感染対策は重要ですが、なんとも腑に落ちないところもあります。その他の面も評価した要件となってほしかったと感じます。

◎ **新型コロナ患者を地域で診る**

　120 床（2022 年 4 月より 177 床）の当院が重点医療機関となり、新型コロナ陽性者の受け入れをしましたが、実際の入院は管轄保健所以外からの要請が多く、救急搬送も、70 〜 80 件断られたという離れた市町村の救急要請を受けることもありました。反対に、近隣施設からコロナ陽性患者の入院依頼があっても、満床で受けることができず、遠く離れた他市町村へ送り、入院させていただくことも経験しました。

　新型コロナにり患した場合、住み慣れた地域で治療が受けられる、かかりつけ医で診断治療を受けられることは、自分自身も含め地域住民である方々にとって望ましいあり方であると思います。

　今回の改定で、診療所における感染対策の強化として外来感染対策向上加算が新設され、連携強化加算として病診連携の強化が行われるようになりました。

　患者さんは、まずかかりつけの診療所へ行くため、診療所の感染対策はとても重要です。診療所で入院加療が必要と診断した場合、病診連携が強化され、受け入れ先の相談ができる連携先の施設があることによって、今後より多くの診療所が発熱外来を行うことができると考えます。発熱外来を行ってきた施設の評価がされ、今まで発熱患者を診ないとしてきた施設も発熱患者を診ることにつながっていくようになるとよいと思います。

　また、感染対策向上加算 1 を取得している施設と連携し、年に 4 回以上のカンファレンスを行うことで、新型コロナ対策だけでなく、

日常の感染対策、検出菌や疾患、抗菌薬の使用状況等の検討を行うことができれば、AMR（薬剤耐性）対策として抗菌薬適正使用の推進につながるとも考えます。

　新型コロナウイルス感染症患者の紹介や中和抗体療法の依頼などで、感染対策窓口のICT（感染対策チーム）も地域の診療所と接する機会が多くなりました。何度も関わるにつれ、患者さんのことだけでなく、診療所においての感染対策についてのご相談も受けるようになり、診療所との距離が近くなったと実感しています。

◎ 感染対策サーベイランス

　感染対策を行う上でさまざまな事象や動向を監視しながら、すでに自施設で行っている感染対策でよいのか、改善しなければならないかを評価してきました。

　厚労省の院内感染対策サーベイランス（Japan Nosocomial Infection Surveillance：JANIS）や感染対策連携共通プラットホーム（Japan Surveillance for Infection Prevention and Healthcare Epidemiology:J-SIPHE）に参加・活用することが、加算1のみならず、サーベイランス強化加算として加算2・3施設にも導入されることとなりました。この2つのサーベイランスシステムで日ごろの感染対策におけるベースラインを知り、ベンチマークすることで、医療関連感染の防止につなげていけると思います。

　JANISやJ-SIPHEのように施設全体のアウトカム評価として連携施設同士の比較検討を行うことができますが、日本看護協会の労働と看護の質向上のためのデータベース（DiNQL）事業のように、参加施設の中で同じような規模の施設や同じ特色を持つ病棟単位とのベンチマークができるため、より現場に即した医療、看護の質をより向上させるツールとして使用できるのではないかと考えます。今後、さまざまなサーベイランスシステムの利用が増えていくとよ

いと考えています。

◎ 保健所・地域の医師会とどう連携するか

　今回の加算要件では、地域の医師会や保健所などの行政と連携することが明記されました。新型コロナ対策では、都道府県や保健所等と関りながら検査や入院調整を行ってきました。今回の診療報酬改定以前より、病院と行政が連携している地域では、今回の新型コロナ対策においてもスムーズな対応ができたという話を聞いていますので、加算連携カンファレンスにおいて連携することは、私たち施設側にとってもありがたいことだと思います。

　課題となっているのは、では、どのように連携していくのかというところです。診療報酬改定が決定後の4月末に保健所に問い合わせたところ、「都道府県から何も下りてきていない」との回答でした。少なくとも行政側で決まったことは何もないようです。

　施設側としては、一施設との連携につき年4回カンファレンスに参加してもらい、日常からの感染対策についての助言がもらえ、何より顔の見える関係ができるのは良いことだと考えます。ただ、テーマとなるのは新型コロナだけではないので、感染対策が専門でない方が来られると話がスムーズに行くのだろうかとの危惧も覚えます。すべての加算カンファレンスに参加していただけるのか、例えば議事録の提出やカンファレンス後の報告だけで行政との連携となるのか等、疑問も残ります。早く明確にしてもらいたいところです。また、情報通信技術（Information and Communication Technology: ICT）の活用ができることにより、市町村をまたいだ施設との連携もしやすくなりました。その場合は、双方の行政と連携を取ることになるのだろうか、市町村の保健所によって目的は同じでも方法が異なる場合もあるので、どうなるのか先が見えないところもあります。

いずれにせよ、行政と施設との顔の見える関係づくりは今後の感染対策にとっては良いことです。相乗効果が出るように、連携の方法については、施設側が「こうしてほしい」と先に提案してみるのもよいのかなと思います。

◎ **新興感染症発生時等の想定訓練**

　新型コロナ感染症では、多くの施設がクラスターを経験しました。当院や当法人グループ内の介護施設でも、クラスター収束に向けて全力で対応してきました。

　介護・在宅部門での感染管理を担っている介護福祉士のケアワーカー感染管理委員会委員長は、クラスターを経験し「机上の訓練は役に立たなかった」「相談できる施設があることは幸せ」と振り返りました。個人防護具の着脱訓練や手指衛生は、日頃の訓練が役に立ちましたが、ゾーニングや実際の陽性者対応は、机上の想定では対応できず、実際に現場を想定した訓練が必要だと実感し、介護施設で想定訓練を計画し実行しています。

　今回の新興感染症発生時の想定訓練は、実践現場に有益なものを考えるためには、型にはまった訓練ではなく、連携施設が必要としている想定訓練をしたいと考えています。

◎ **介護施設等との連携**

　令和4（2022）年度診療報酬改定では、地域連携を行い、協力して新興感染症に立ち向かう体制を作ることが目的の一つであったと考えています。

　しかし、このコロナ禍の収束に向けて大事なことは、医療だけでなく介護施設や福祉施設・在宅等も含めて考えていかなければならないと考えています。

　生活の場である介護施設でクラスターが生じ、長引き、感染対策

に苦渋しています。そういう介護施設にも、一緒に考え相談できる施設が必要です。多くの加算1施設は介護施設等への介入も行っているので、外来感染対策加算、加算2、加算3に加えて、介護施設との連携が加算要件に入るべきではなかったかと思います。

　個人的には、介護施設・障がい者施設・児童福祉施設等の感染防止の強化が必要だと切実に考えています。厚労省や都道府県、看護協会などが主となり、訪問・相談事業を行っているところもありますが、地域の介護施設等の日常の感染対策相談や、有事の介入を行っている、日頃より外部施設と連携がない小規模な施設や児童養護施設、福祉施設などにももれなく連携する、あるいは相談できる施設の存在が必要だと考えます。

　今回の診療報酬改定で地域連携が活発になり、地域にある介護施設や福祉施設等も介入できるシステム構築ができれば、それが後押しとなって、感染対策に強い地域連携が実現されることを願っています。

＊

　令和4（2022）年度診療報酬改定で、法人理念に基づき、どの加算を目指していくのか、その算定要件をどうクリアしていくのかといったことを、加算連携施設や地域のICN（感染管理認定看護師）、大阪府看護協会の地域ネットワーク、他都道府県のICN、医療機器メーカーなどと情報交換やディスカッションを行いました。情報交換を行ったこの横のつながりも大切な「連携」だと思います。

　感染対策向上加算は、今後も続くと考えられる新興感染症対策に特化した改定と思います。コロナ禍での地域連携の重要性を実感したことを忘れず、地域の感染対策の向上を目指していきたいと思っています。

1章

診療報酬改定の
方向性を俯瞰する

1 診療報酬改定の方向性を俯瞰する

「大きな流れ」のなかでの着実な一歩

　今回の改定は「大改定前の胎動」というのが第一印象です。大改定は次回、すなわち2024年度の診療報酬・介護報酬同時改定で実施されるのだと思います。そうはいっても、今回の改定の意図をつかみ、「大きな流れ」に乗っていかなければ、次回の改定でダメージを受ける恐れがあります。また、細かい改定はとても多く、医療機関によっては、少なからず影響を受けるところもあるはずで、改定の意図をしっかりとつかんでおく必要があります。

　さて、「大きな流れ」とは、2025年に向けて進められている「地域包括ケアシステム」の確立です。次回の改定はその仕上げであり、その前段階となる加算等が数多く散りばめられているのが今回の改定だといえそうです。

　端的に言えば、「地域包括ケアという大きな流れにきっちりと乗れているところは評価するけれども、乗れていないところは評価できなくなりますよ」といった意図を持った改定だといえそうです。

キーワードは「連携」

　今回の改定のキーワードを一つ挙げるとするなら、ずばり「連携」です。連携には、院内連携と院外連携がありますが、報酬に反映されるのは、院外連携で、象徴的なのが、今回の改定で新設された「二次性骨折予防継続管理料」です。

　同管理料は、急性期、回復期、外来（診療所）それぞれで加算ができますが、院内転棟は認められておらず、同一病院内では、急性期の加算と回復期の加算の二つは算定できません。つまり、院外連携を促す加算だといえるでしょう。

　もう一つのポイントは、外来での管理料は、地域のクリニックでも可能だということで、急性期病棟とクリニックの連携が、Win-Win の関係になることを後押しする加算です。また、人員配置と院内研修の要件がクリア出来れば施設基準はクリアできるため、要件が比較的容易であることも特徴です。

　具体的には、専任の医師・看護師・薬剤師を配置し、年に1回全体研修を行います。ただし、届出に際しては、研修の予定日を書いておけば大丈夫です。加えて、病院側がガイドラインを作る程度です。

　このように算定のハードルは比較的低く、「連携」推進のインセンティブになるのかと思います。なお、今回の改定では、二次性骨折予防だけですが、次回の改定では、今後は循環器系疾患など同様の加算が新設される可能性はあると考えます。

感染対策と地域包括ケアシステム

　今回の改定では、新型コロナウイルス感染症対策が大きく掲げられています。そのベースにあるのが、入院から在宅まで切れ目ない医療を提供するための、医療機関の「機能分化」と「連携」です。

　強化が図られた「感染対策向上加算」と新設された「外来感染対策向上加算」の内容を見ても、地域の連携強化の構図が強調されています。

　このように、今回の改定における加算の内容を見ていくと、地域包括ケアシステム推進の文脈のなかでの連携強化があり、次の改定でも、さらに手厚い加算になることが予想されます。

診療報酬改定をポジティブに受け止める

　診療報酬改定に向き合う際に極めて重要なポイントは、自院にとってより良い医療・看護を提供できるきっかけとして改定をポジティブに受け止めることだと思っています。それにより、「診療報酬改定に振り回されるのではなく、改定に盛り込まれた加算等を患者サービスを向上させるための活力にする」という積極的な姿勢が生まれます。

こんな病院がありました。新設された「外来感染対策向上加算」に関して、地域のクリニックに、「こんな加算ができたので連携しませんか？」と広めたところ、「発熱外来は行っていないのだけど、おたくの病院と連携したい」との申し出が複数あったというのです。このように、加算は、連携を強めるための道具として活用できるのです。「連携を促す加算が新設されれば、新しい連携を実現するチャンスかもしれない」

診療報酬改定をそのようにポジティブに受け止めると、医療機関だけではなく患者・家族にとってもより良い医療・看護を提供できることにつながる新しいチャレンジに心が躍るのではないでしょうか。

院内連携の重要性

加算の直接的な対象とはならないものの「院内連携」は重要です。今見てきた「二次性骨折予防継続管理料」を例にして話を続けます。

たとえば、こんなケースがありました。4月に管理料1の届出をしていたのに、6月まで一度も算定の実績がない病院があったのです。理由を尋ねたところ、次のような言い分が語られました。

・事務担当「届出を出せと言われたので、出しました」
・看護師「パスには入れました」
・医師「骨密度などに関する検査のオーダーは出しています」

それぞれに、算定のためのアプローチをしているのですが、横の連携がないために、算定のための最終アクションを誰も起こしていなかったのです。

同管理料をめぐっては、こんなケースもありました。外来で管理料3を算定するためには、患者さんが急性期病棟で管理用1を算定していることが条件です。そこで、近隣の整形外科クリニックから問い合わせがありました。

「そちらの病院では、二次性骨折予防継続管理料1を届け出てると聞いているんですけど、うちの外来に来ている患者の○○さんは、管理料を算定しているんですか？」

問い合わせを受けた病院のスタッフは、何の話かちんぷんかんぷんだったというのです。

今回の加算は、院外連携について点数が付きますが、実際の算定にあたっては、院内連携が成否の鍵を握っています。

在宅サービスとの連携

「入退院支援加算1」が100点上がりました。もともと点数が高い加算で、在宅復帰の支援が重視されていることが分かります。

急性期病棟が急性期の治療に集中しておけばよいという時代はとうに終わっています。今まで以上に退院後の生活を見据えた関わり方が重視されている時代になっていることは、現場にいる皆さまも感じていると思います。

制度的には、高齢者の退院後の生活支援を意識した入退院支援加算ですが、今後は、障害者についても高齢化が進んでいるという背景から、障害高齢者の在宅や施設への復帰を支援することも求められ、入退院支援がより複雑になることが予想されます。診療報酬に関しては、「意思決定支援に関する指針」を病院として掲げる程度なので、まだまだ弱いと思っていますが、今後は医療における機能分化が進むことで更に「適切な意思決定支援の推進」の重要性が現実味を帯びてくるものと考えます。

入退院支援に話を戻せば、最近の傾向として、医師は退院の指示は出すけれども、入退院の調整については、看護師や入退院支援センターが担当するという傾向があります。半面、退院に際する種々の決定や調整に関し、医師のIC（インフォームド・コンセント）に頼りすぎる病院がまだまだ存在するというのも事実です。看護師としても、医師のICに頼りすぎずに、患者さんとしっかりと関わりを持つが必要なのだろうと思います。

業務のなかに「連携」を組み込む

連携に関する教育の必要性から、看護教育のラダーに入退院支援や在宅サービスとの連携を組み込む病院が増えてきました。もちろんそれも重要ですが、業務のなかにしっかりと組み込んでいかないと、真の連携は発揮できないと思っています。

たとえば、「介護支援等連携指導料」は、急性期病棟では2回算定できます。地域のケアマネジャーと連携して患者さんの状態を共有すれば、具体的にはケアマネジャーに来てもらうか、リモートで話をすれば、1回につき400点が算定できます。さて、ここで重要なのは、誰がケアマネジャーと情報を交換するかです。当初は、入退院支援室が担当するとしても、軌道に乗ってきたら、病棟看護師に移行する方向がお勧めです。入退院支援室には人数に限りがあります。一方、病棟看護師が対応すれば、算定数が2倍、3倍となることも可能でしょう。また、病棟看護師も連携に意識が向きやすくなるというメリットも生まれます。

急性期病棟でも必要な在宅との連携

　入退院支援は、ケアミックスの病院では日常の風景になりつつあります。ところが、急性期病棟はまだまだ手薄という印象があります。しかし、高齢の患者さんが増えている状況においては、急性期病棟も積極的に取り組む必要があるでしょう。

　たとえば、高齢の入院患者さんでも介護保険が未申請の人も少なくありませんね。急性期病棟では1カ月未満で退院するケースが多いことを考えると、介護保険を使うことが確定してから介護申請を出していては患者さんの退院後の生活支援には遅いのです。高度急性期であるほどADLの変わり方が大きいので、ケアマネジャーとの連携を急ぐ必要が出てきます。

院内での多職種連携で
病院経営も医療・看護の質も向上

　院内の専門職同士の連携により、病院収益の向上と医療・看護の質向上につながる加算も増えました。

　たとえば、摂食嚥下支援チームの構成スタッフの要件が緩和されるなど、今回の改定で使いやすくなるとともに、名称も変わった「摂食嚥下機能回復体制加算」で考えてみます。

　この加算は摂食機能療法を算定した患者さんに対して算定出来る加算です。この摂食機能療法を言語聴覚士（ST）が実施している病院も少なくないと思います。しかし、摂食機能療法はST以外でも看護師、准看護師、歯科衛生士が実施者となることが出来ますが、「疾患別リハビリテーション」はSTであるリハビリセラピストでないと算定することが出来ません。疾患別リハビリテーションは種類により摂食機能療法の185点（30分以上）よりも高い点数が設定されており、1単位20分で複数単位数実施することも可能です。しかも、疾患別リハビリテーションと摂食機能療法は同じ日に算定することができるというメリットもあり、患者さんにとっての利益になります。

　このように、どの職種がどのサービスを実行するかは、知恵の絞りどころであり、患者さんの嚥下困難度により、STか看護師かを決めるという方法も有効です。なお、これとは別に、今回新設された「透析時運動指導等加算」も、看護師が活躍できる加算だと思います。

地域にとっての「機能」を俯瞰する

　ロシアのウクライナ侵攻や円安の影響で、さまざまな経費が上がっています。光熱費だけをとっても、小さな病院では年間数百万円、大きな病院では1千万円単位の経費増となっています。

　経営的に苦しいなか、「何とかしなければ」と、多くの病院ではあの手この手で、収益率改善に挑んでいます。

　その際に重要なのは、地域の中の自分たちの病院の「機能」を再確認することだと考えています。自分たちの病院の機能を俯瞰したマネジメントができていないと、売り上げを単純に上げようとしても失敗してしまいます。

　たとえば、安易に7対1にしようと看護師を集めたとします。看護師は容易に集まらない時代ですが、万一集まったとしても、教育が追いつかず、現場は大混乱に陥り、看護師が退職し、現場の悲鳴が大きくなるといった悪循環に陥ります。また、看護師が集まっても手術件数・救急搬送件数が少ないことで看護必要度の基準が満たせなければ本末転倒です。

　そうならないために、地域が求める自分たちの病院に対する機能とは何か

を考えることが重要です。「機能」は「連携」と同様に、診療報酬改定のキーワードです。

将来を見つめることで、今すべきことが分かる

　診療報酬改定のたびに、業務が煩雑になったと右往左往する人の姿を見かけます。目先のことばかりに気をとられ、今どうすればよいのかと焦りを募らせ、どうすれば加算を増やし、減算を免れるかと目の色を変える人もいます。しかし、重要なのは、将来を意識した業務のあり方の設計図を描くことです。「重症度、医療・看護必要度」を例に考えてみます。

　今回の改定では「心電図モニターの管理」がA項目から外れました。その穴埋めをしようと、「専門的な治療・処置」に適合する薬の使用を増やしたとします。これは、患者さんの利益を無視したとんでもない対応法だと思いますが、それはさておくとしても、どんなことが起こるでしょうか？治療に係るケアを行う日数が伸びるのですから、おそらく在院日数が伸びてしまう可能性が高まるでしょう。これは当然「重症度、医療・看護必要度」に負の影響を与え、「結局は無意味だった」になるのです。さらに、患者さんの不利益も加わるわけですから、目先だけを見ることの危険性がわかります。

　こうした悪循環は、今回の改定ではありませんが「身体拘束における減算」でも目にします。実は、「身体拘束をすると業務量が増える」というロジックにいまだに気がつかない病院があるのです。なぜ、業務量が増えるのでしょうか？　ロジックは簡単です。

　身体拘束をした日から、毎日カンファレンスを実施しなくてはならなくなり、その都度、丁寧な記録も必要です。だから、業務量が増えるのです。スタッフステーションの活用は行っていると思いますが、更なる工夫は検討できないでしょうか。看護補助者との連携も検討できるかもしれませんね。ある病院では、師長さんが「私が責任を取るから拘束を外しなさい！」と一喝したことで拘束率が激減し、業務量が削減された例がありました。なんとアクシデント・インシデントの量はその取り組みの前後で変わらなかったそうです。少し極端な例だと感じられるかもしれませんが、医療従事者側の意識

の変革が重要だと感じた出来事でした。業務量を増やしているのは、「制度」ではなく、「自分たち」かもしれません。

次回の診療報酬改定を予想する

　次回の改定は、介護報酬とのダブル改定であり、2025年の地域包括ケアシステム構築に向けた最後のステージとして大規模な改定が予想されます。そのキーワードは、地域のなかでの「機能」の確立と、「連携」であることは、ぶれないと思います。それを踏まえ、いくつか予想をしてみます。

　地域包括ケアシステムのさらなる深化のため、「急性期一般入院料1」はさらに厳しい基準になる可能性は高いと考えます。

　「重症度、医療・看護必要度」については、これ以上大きく変わるのは難しい段階にきています。ただし、「治療薬剤3種類以上の管理」に関しては、除外薬剤が見直されることが予想されます。同時に、必要度IIへのシフトの傾向が強まるでしょう。

　ほか、前回介護報酬改定で導入されたLIFEデータと医療保険における入院データとの連携に関する何らかの言及がなされるものと予想しています。

　感染対策関連の診療報酬については、新型コロナウイルス感染症の感染状況にもよりますが、医療機関の連携・機能分化の文脈のなかでの改定が行われることが予想されます。

　今回、はしごを外された形となった「地域包括ケア病棟」ですが、大きなはしご外しは起こらないかと思っています。地域包括ケア病棟は、介護保険認定待ちの患者さんの受け皿ともなっており、在宅復帰のための調整機能は、地域包括ケアシステムの構築に欠かせないものとなっているからです。

　今回は、「急性期充実体制加算」が新設されるなど、高度急性期病棟の加算が増えました。次回は、二次救急的な病院への何らかの加算がほしいところです。

　注目すべきは、栄養面に関する加算です。たとえば、NST（栄養サポートチーム）の充実や管理栄養士の配置に関する加算が加速すると思います。栄養管理に関する加算は、介護報酬でも進められており、栄養状態の改善は、

入退院支援にも好影響を及ぼすばかりか、QOLの向上を実現します。加えて、口腔ケアの観点から、歯科医との連携に関する評価も望まれます。

診療報酬は、看護部の病院経営への貢献度を示す指標となる

　看護部がどれだけ病院経営に貢献しているのかを数値にして示すことができるのが「診療報酬」です。

　私が毎月訪問している病院の看護部では、診療報酬に関する目標管理を行っていて、改善点を見出す材料に数字を使っています。

　たとえば、数字が下がった項目があったとすると、最初のうちは、「先月と比べて、算定が少なくなっていますけど、こういう理由ですね」と解説を加えます。そのようにしながら、数字の見方のイメージをつかんでもらったところで、今度は、「この落ち込みは、どうしてだと思いますか？」と投げかけます。すると、「これこれに原因があったようだから、次はこうしていこう」などという、改善案が生まれたりもします。

　もちろん、看護管理者が診療報酬のプロになる必要はありません。細かな計算は、医事課などでやってくれます。概要でいいですから、ざっくりと把握しておいてほしいと思います。

　今の時代、診療報酬で示される数字は、院内の他部署との情報共有における共通言語の一つともなります。「この数字になったの、なぜだと思いますか？」他部署の管理者とそんな会話を交わしながら、院内のチーム医療に基づく院内連携を進めます。

　看護部が自分たちの病院経営に影響を与える指標となる数字が何かを把握しおくことも重要です。その指標を押さえながら、理事長、院長、事務長とタッグを組みましょう。自分たちの業務が数値で評価され、業績として認められることはうれしいものです。それはプロとしての評価でもあります。

　そして、他の部署と協働しながら、業務連携を進め、患者および職員の利益向上を実現していきましょう。

2章

診療報酬改定の
キーポイント

2 診療報酬改定のキーポイント

医療機関の機能分化が迫られる

　今回の改定は、先にも述べたように、診療報酬本体の改定率が＋0.43％と、平成22（2010）年以降で最低の伸び率となりました。改定の焦点が当てられたのは、新型コロナウイルス感染症の流行に伴う感染対策であり、適切な医療提供体制が整えられるよう高度急性期医療の強化、地域連携の充実に舵が切られました。一方で、一部の一般急性期や回復期病棟にとっては厳しい内容の改定となっています。

　霞ヶ関文学などと揶揄されることがあるように、読み解きにくく、堅い文体が特徴とも言えるのが国の文書ですが、財務省の資料[1]に「いわゆる「なんちゃって急性期」の病床」と公的文書らしからぬ文言が登場したことに驚いた方も少なくないでしょう。短い文章なので引用してみます（表2-1）。財務省が現状をどう評価しているかがわかると思います。端的に言えば、高い点数を取りながらそれに見合う医療を提供していない病院が少なくないと考えているわけです。医療機関の機能分化に国が本腰を入れた証左とも言えるでしょう。

　新型コロナウイルス感染症の対応では、感染者を受け入れたり発熱外来を設置したのは限られた医療機関だけで、既存の医療機関の機能分化や連携といった部分の問題点が露わになりました。こうしたことを踏まえ、本来求められる機能をきちんと提供でき、医療機関同士で連携できることが今改定の大きな目標となっています。このような姿勢は、今回の改定のさまざまな箇所に感じられます。また、おそらく次期改定もこの流れは変わらないと思います。本稿では、そうしたトピックス的な部分をピックアップして紹介していきます。

● 表 2-1　財務省資料に登場した「なんちゃって急性期」の文言

　地域医療構想と医療機関が自らの医療機能を選択して報告する病床機能報告との差を踏まえ、急性期を選択して報告しながら実際には医療資源投入量が少ない低密度医療しか行わない病床（いわゆる「なんちゃって急性期」の病床）のあり方を見直す必要。人口減少・高齢化で急性期患者は大きく減少する（2019年高度急性期・急性期患者用病床 71 万床→ 2025 年 53 万床）ことや回復期の必要量が増加する（2019年回復期病床 19 万床→ 2025 年 38 万床）ことから、国民の医療ニーズに沿って病床を機能分化することが求められている。

高度急性期として機能している病院に手厚い評価

　厚生労働省は改定にあたっての基本認識として、新型コロナウイルス感染症の流行を念頭に、まず「新興感染症等にも対応できる医療提供体制の構築など医療を取り巻く課題への対応」を挙げています。先にも紹介しましたが、「改定の基本的視点と具体的方向性」の（1）にも、重点課題として「新型コロナウイルス感染症等にも対応できる効率的・効果的で質の高い医療提供体制の構築」が掲げられています。具体的方向性の例としては、「当面、継続的な対応が見込まれる新型コロナウイルス感染症への対応」「医療計画の見直しも念頭に新興感染症等に対応できる医療提供体制の構築」「医療機能や患者の状態に応じた入院医療の評価」「外来医療の機能分化等」といった文言が並んでいます。

　具体的には、各医療機関の役割を踏まえて入院から在宅まで切れ目のない医療を提供できるような取り組みが求められており、急性期入院料や特定集中治療室等の見直しがなされ、後述する地域包括ケア病棟入院料などの見直しが行われました。これは図でみるとわかりやすいので、厚生労働省の資料を紹介します（図2-1）[2]。

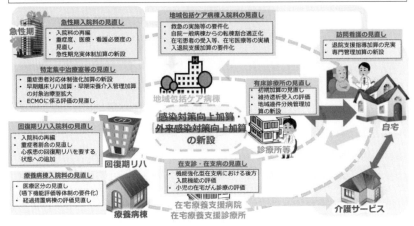

●図2-1　入院から在宅まで切れ目のない医療の提供

急性期充実体制加算の新設

　医療機能を評価すると謳われているように、専門的な急性期医療をしっかりと提供している医療機関に対する評価として新たな加算が新設されました。それが急性期充実体制加算です。

　算定要件などの詳細は後述しますが、これは「新型コロナウイルス感染症の感染拡大において果たした医療機関の役割等も踏まえ、手術や救急医療等の高度かつ専門的な医療及び高度急性期医療の提供に係る体制を十分に確保している場合の評価」[2) であり、次のような点数となりました（表2-2）。入院中、14日まで毎日算定することが可能です。

●表 2-2　急性期充実体制加算の点数

（新）急性期充実体制加算（1 日につき）	
7 日以内の期間	460 点
8 日以上 11 日以内の期間	250 点
12 日以上 14 日以内の期間	180 点

　これまで高度急性期病院を評価する役割も担っていた総合入院体制加算との併算定はできませんが、総合入院体制加算 1 の 240 点と比べても急性期充実体制加算の点数は高い（DPC 対象病院の場合には、出来高算定ではなく機能評価係数 I となります）ため、救急や手術など、しっかりと急性期入院医療の実績を残してきた病院にとっては増収となる加算だと言えるでしょう。点数が高いだけに、この加算を算定する病院には、地域の感染対策におけるリーダー的な役割が求められることになるでしょう。

　なお、今改定では、総合入院体制加算についても、「人工心肺を使用しない冠動脈、大動脈バイパス移植術」が年間実績として求められる手術に追加されるなどの変更がなされています。

重症患者対応体制強化加算

　高度急性期医療を評価するものとして新設された加算の一つに、重症患者対応体制強化加算があります（表 2-3）。

●表 2-3　重症患者対応体制強化加算の点数

（新）重症患者対応体制強化加算	
3 日以内の期間	750 点
4 日以上 7 日以内の期間	500 点
8 日以上 14 日以内の期間	300 点

特定集中治療室（ICU）の手厚い人員配置と人員育成の観点から新たに作られた加算ですが、その目的は、単に人員を多く配置することだけではありません。急性期充実体制加算を取る病院に地域の感染対策のリーダー的役割が期待されているように、こちらの加算も地域の集中治療の質の向上も目的となっています。施設基準には表2-4のような実施業務が謳われています。

●表2-4　重症患者対応体制強化加算の施設基準（実施業務）

・新興感染症の発生等の有事の際に、都道府県等の要請に応じて、他の医療機関等の支援を行う。（支援にあたる看護師は当該看護師であることが望ましい）
・地域の医療機関等が主催する集中治療を必要とする患者の看護に関する研修に講師として参加するなど、地域における集中治療の質の向上を目的として、地域の医療機関等と協働することが望ましい。

リーダー的な医療機関には、高度な医療サービスを提供するだけでなく、地域の医療の質を向上させる役割が期待されていることが、ここからも伺えます。

感染症対策の充実と強化

冒頭に述べたように、日本だけでなく世界中に大きな影響をおよぼした新型コロナウイルス感染症などに対応できる医療体制を構築することが、今改定の目的の一つです。

そのため、これまでは2段階であった感染対策向上加算を3段階となり、感染対策向上加算1の点数は710点（以下、感染対策向上加算に関連する加算を含めてDPC対象病院では機能評価係数Ⅰで評価されます）と大幅に引き上げられました（図2-2）。

> これまでの感染防止対策加算による取組を踏まえつつ、個々の医療機関等における感染防止対策の取組や地域の医療機関等が連携して実施する感染症対策の取組を更に推進する観点から、感染防止対策加算の名称を感染対策向上加算に改めるとともに、要件を見直す。

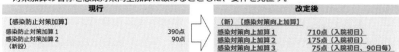

現行		改定後	
【感染防止対策加算】		（新）【感染対策向上加算】	
感染防止対策加算1	390点	感染対策向上加算1	710点（入院初日）
感染防止対策加算2	90点	感染対策向上加算2	175点（入院初日）
（新設）		感染対策向上加算3	75点（入院初日、90日毎）

> 感染対策向上加算1の保険医療機関が、加算2、加算3又は外来感染対策向上加算の保険医療機関に対し感染症対策に関する助言を行った場合の評価を新設するとともに、加算2、加算3の保険医療機関においても、連携強化加算とサーベイランス強化加算を新設する。

（新）　指導強化加算　　　30点（加算1の保険医療機関）
（新）　連携強化加算　　　30点、サーベイランス強化加算　　　5点（加算2又は3の保険医療機関）

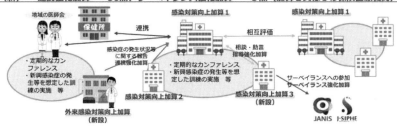

●図 2-2　感染対策に関わる加算

　感染対策向上加算1を算定する病院は施設基準として表2-5に示したような事柄が義務づけられます。ここでも地域の医療機関との連携が重視されていることがわかります。

●表 2-5　感染対策向上加算1の施設基準（一部）

・保健所、地域の医師会との連携
・定期的（少なくとも年に4回程度）に、院内感染対策に関するカンファレンスを開催する
・新興感染症の発生などを想定した訓練を実施する

　また、図 2-2 に示されているように指導強化加算、連携強化加算、またサーベイランス強化加算が新設されています。
　指導強化加算は、平時からの連携を強化するものとして感染対策向上加算1を算定する病院が、感染対策向上加算2・3、あるいは外来感染対策向上加算（後述）を算定する医療機関に出向いて助言を行った場合に、上乗せで

30点を算定できます。逆に、感染対策向上加算2、3を算定する医療機関が、感染対策向上加算1を算定する病院に対して、定期的に院内の感染症発生状況などについて報告を行っていると連携強化加算（30点）が算定できます。サーベイランス強化加算は、同様に感染対策向上加算2、3を算定する医療機関が、JANIS（院内感染対策サーベイランス）またはJ-SIPHE（感染対策連携共通プラットフォーム）等のサーベイランスへの参加した評価として5点が算定できます。注意しなければならないのが、疑義解釈で明らかにされたように、感染症法に基づく感染症発生動向調査への参加や、地域において単に感染症等に係る情報交換を行っている場合は要件に該当しないことです。

　診療所の感染症対策に対する評価が、新設された外来感染対策向上加算です。院内感染防止対策の実施や地域の医療機関などと連携しての感染症対策を推進するために設置されました。

　ここでも連携という言葉が登場しており、感染対策は地域の医療機関が"連携"して行うという方向に導いていきたいと国が考えていることが分かります。これからの病院は、自院の地域での役割を再認識し、どう連携を強化していくかを考えることが収益に影響してくると言っても過言ではないでしょう。

看護必要度——適切な機能を担ってきた病院が評価される

　先述のように、今改定では急性期の役割を果たしている病院を評価する報酬となりました。一方で、一般病棟用の重症度、医療・看護必要度（以下、看護必要度）が「評価の適正化」として見直され、入院料の再編などが行われました。重症度、医療・看護必要度は診療報酬改定の度に、「改善」されていますが、今回は、財務省が「なんちゃって急性期」と評した層の医療機関にとっては少なからぬ影響を与えるものとなりました。一方で、自院に求められる機能をしっかりと果たしてきた病院にとっては想定内と言えるものだったのではないでしょうか。

図 2-3 に看護必要度の評価項目の見直しを掲載しました。

─ 評価項目の見直し ──────────────────────

➤ 急性期入院医療の必要性に応じた適切な評価を行う観点から、一般病棟用の重症度、医療・看護必要度について、必要度の判定に係る評価項目を見直す。

現行	改定後
【一般病棟用】	・「心電図モニターの管理」の項目を廃止する。 ・「注射薬剤3種類以上の管理」へ変更する。 ・「輸血や血液製剤の管理」の項目の評価について2点に変更する。

現行

A モニタリング及び処置等	0点	1点	2点
創傷処置			
1　①創傷の処置（褥瘡の処置を除く）、②褥瘡の処置	なし	あり	―
2　呼吸ケア（喀痰吸引のみの場合を除く）	なし	あり	―
3　点滴ライン同時3本以上の管理	なし	あり	―
4　心電図モニターの管理	なし	あり	―
5　シリンジポンプの管理	なし	あり	―
6　輸血や血液製剤の管理	なし	あり	―
専門的な治療・処置 （①抗悪性腫瘍剤の使用（注射剤のみ）、②抗悪性腫瘍剤の内服の管理、③麻薬の使用（注射剤のみ）、④麻薬の内服、貼付、坐剤の管理、⑤放射線治療、⑥免疫抑制剤の管理（注射剤のみ）、⑦昇圧剤の使用（注射剤のみ）、⑧抗不整脈薬の使用（注射剤のみ）、⑨抗血栓塞栓薬の持続点滴の使用、⑩ドレナージの管理、⑪無菌治療室での治療	なし	―	あり
Ⅰ：救急搬送後の入院（5日間） 8　Ⅱ：緊急に入院を必要とする状態（5日間）	なし	―	あり

改定後

A モニタリング及び処置等	0点	1点	2点
創傷処置			
1　①創傷の処置（褥瘡の処置を除く）、②褥瘡の処置	なし	あり	―
2　呼吸ケア（喀痰吸引のみの場合を除く）	なし	あり	―
3　注射薬剤3種類以上の管理	なし	あり	―
4　シリンジポンプの管理	なし	あり	―
5　輸血や血液製剤の管理	なし	―	あり
専門的な治療・処置 （①抗悪性腫瘍剤の使用（注射剤のみ）、②抗悪性腫瘍剤の内服の管理、③麻薬の使用（注射剤のみ）、④麻薬の内服、貼付、坐剤の管理、⑤放射線治療、⑥免疫抑制剤の管理（注射剤のみ）、⑦昇圧剤の使用（注射剤のみ）、⑧抗不整脈薬の使用（注射剤のみ）、⑨抗血栓塞栓薬の持続点滴の使用、⑩ドレナージの管理、⑪無菌治療室での治療	なし	―	あり
Ⅰ：救急搬送後の入院（5日間） Ⅱ：緊急に入院を必要とする状態（5日間）	なし	―	あり

●図 2-3　看護必要度の評価項目の見直し

　見直されたのは A 項目の、

「点滴ライン同時 3 本以上の管理」が「注射薬剤 3 種類以上の管理」に変更

「心電図モニターの管理」を削除

「輸血や血液製剤の管理」の点数を 1 点から 2 点に変更

の 3 点です（B 項目、C 項目の変更はありませんでした）。

　病院により大きな影響を与える可能性がある見直しは、「心電図モニターの管理」項目の削除でしょう。これにより、中小規模病院では看護必要度における重症患者とカウントされなくなるケースも多く出てくる可能性があります。この項目の削除は議論を重ねた末に公益裁定※で決定しましたが、急性一般入院料 1 を算定できなくなる病院も少なからずあることが中医協の議論の中でシミュレーションが示されていました。手術などの割合が低い内科系では、心電図モニターの使用の有無が重要な指標となっているとの指摘がありましたが、「点滴ライン 3 本以上」が「注射薬剤 3 種類以上」へ変化したことで該当患者が拡大したことを踏まえると、心電図モニターの影響よりも在院日数のコントロールがより重要になったと言えると思います。

※公益裁定とは

　中央社会保険医療協議会（中医協）は、厚生労働大臣の諮問機関であり、診療報酬改定に向けて個別の点数を審議します。中医協のメンバーには、保険者である支払側（報酬を支払う側）、診療側（報酬を受ける側）、そして公益委員（公益を代表する側）の三者がおり、それぞれの立場を代表して議論し、診療報酬改定の具体的内容を審議していきます。支払側、診療側で議論が紛糾し意見がまとまらない場合は、公益委員が中立・公正な立場から決定します。これが公益裁定です。

急性期一般入院料の分類を再編

　一方で、急性期一般入院料がこれまでの7段階から6段階の評価へと変更されました（表2-6）。

●表2-6　急性期一般入院基本料（急性期一般入院料1～6）の内容

> ➢ 急性期入院医療の必要性に応じた適切な評価を行う観点から、一般病棟用の重症度、医療・看護必要度の見直しを行うとともに、これに併せ、簡素化を図る観点も踏まえ、急性期一般入院料を7段階評価から6段階評価に再編する。

		入院料1	入院料2	入院料3	入院料4	入院料5	入院料6
看護職員		7対1以上 （7割以上が 看護師）	10対1以上 （7割以上が看護師）				
該当患者割合の基準	許可病床数200床以上	31%/28%	27%/24%	24%/21%	20%/17%	17%/14%	測定していること
必要度I／Ⅱ	許可病床数200床未満	28%/25%	25%/22%	22%/19%	18%/15%		
平均在院日数		18日以内	21日以内				
在宅復帰・病床機能連携率		8割以上	－				
その他		医師の員数が入院患者数の100分の10以上	・入院医療等に関する調査への適切な参加 ・届出にあたり入院料1の届出実績が必要			－	
データ提出加算		○（要件）					
点数		1,650点	1,619点	1,545点	1,440点	1,429点	1,382点

【経過措置】
● 令和4年3月31日時点で施設基準の届出あり
　⇒令和4年9月30日まで基準を満たしているものとする。
● 令和4年3月31日時点で急性期一般入院料6の届出あり
　⇒令和4年9月30日まで改定前の点数を算定できる。

　また、看護必要度の評価項目が見直された影響を踏まえて、患者割合の基準値は 200 床以上と 200 床未満に設定され、入院料 1 では 200 床以上は 31％と据え置きですが、200 床未満は 28％に引き下げられました。看護必要度変更の影響が大きい中小病院に配慮した数字と言えるでしょう。

　なお、看護必要度の測定の負担軽減・適正化の観点から、看護必要度 II への移行が促進されており、表 2-6 にあるとおり I と II では患者割合の基準値に差が設けられるとともに、200 床以上で入院料 1 の届出を行っている病棟と許可病床数が 400 床以上で入院料 2～5 の届出を行っている病棟については、看護必要度 II を用いることが要件とされました。

　看護必要度 II は、I と比べて看護師の記録業務の負担が軽減されるというメリットがあります。看護師の働き方改革の観点からも、II への移行は引き続き推進される可能性が大きく、次期改定で、さらに要件が拡大されてもおかしくありません。そのときになって慌てないように、事前に看護必要度 II への移行を検討しておくことが勧められます。

厳しくなった地域包括ケア病棟の要件

　前改定も厳しい内容でしたが、引き続き、今回も地域包括ケア病棟に対して厳しい改定となりました（表 2-7）。

●表 2-7　地域包括ケア病棟入院料の施設基準

	入院料1	管理料1	入院料2	管理料2	入院料3	管理料3	入院料4	管理料4
看護職員	13対1以上（7割以上が看護師）							
リハビリ専門職	病棟又は病室を有する病棟に常勤の理学療法士、作業療法士又は言語聴覚士を1名以上配置							
リハビリテーション実施	リハビリテーションを提供する患者については1日平均2単位以上提供していること							
意思決定支援の指針	適切な意思決定支援に係る指針を定めていること							
救急の実施	一般病床において届け出る場合には、第二次救急医療機関又は救急病院等を定める省令に基づく認定された救急病院であること（ただし、200床未満の場合は救急外来を設置していること又は24時間の救急医療提供を行っていることで要件を満たす。）							
届出単位	病棟	病室	病棟	病室	病棟	病室	病棟	病室
許可病床数200床未満	○	○	○	○	○	○	–	○
室面積	6.4平方メートル以上						–	–
重症患者割合	重症度、医療・看護必要度Ⅰ 12%以上 又は 重症度、医療・看護必要度Ⅱ 8%以上							
自院の一般病棟から転棟した患者割合	–	6割未満（許可病床数200床以上）（満たさない場合85/100に減算）	–	–	–	6割未満（許可病床数200床以上）（満たさない場合85/100に減算）	–	–
自宅等から入棟した患者割合	2割以上（管理料の場合、10床未満は3月で8人以上）		いずれか1つ以上（満たさない場合90/100に減算）（「在宅医療等の実績」については6つのうち1つ以上を満たせばよい）		2割以上（管理料の場合、10床未満は3月で8人以上）		いずれか1つ以上（満たさない場合90/100に減算）（「在宅医療等の実績」については6つのうち1つ以上を満たせばよい）	
自宅等からの緊急患者の受入	3月で9人以上				3月で9人以上			
在宅医療等の実績	○（2つ以上）				○（2つ以上）			
在宅復帰率	7割2分5厘以上				7割以上（満たさない場合90/100に減算）			
入退院支援部門等	入退院支援及び地域連携業務を担う部門が設置されていること 入院料及び管理料の1・2については入退院支援加算1を届け出ていること（許可病床数100床以上の場合）（満たさない場合90/100に減算）							
点数（生活療養）	2,809点（2,794点）		2,620点（2,605点）		2,285点（2,270点）		2,076点（2,060点）	

・ 療養病床については95/100の点数を算定する。ただし、救急告示あり／自宅等から入棟した患者割合が6割以上／自宅等からの緊急患者受け入れ3月で30人以上のいずれかを満たす場合は100/100

　地域包括ケア病棟には、軽症の緊急時の受け入れ（サブアキュート）、急性期からの受け入れ（ポストアキュート）、在宅生活復帰支援の3つの役割がありますが、自院の急性期病棟の患者のポストアキュートとしてのみ地域包括ケア病棟を利用するという偏った状態の病院が少なからずあり、以前から問題視されていました。

　前改定では、自院の一般病棟から転棟した患者の割合が6割以上の場合、入院料を10%減額という仕組みが設けられましたが、今回、対象が許可病床400床以上から200床以上の病院へと拡大されるとともに、減算幅も15％と厳格化されました。逆に言えば、200床以上の病院であれば、4割以上を自宅等からの入棟・緊急受け入れにする必要があるわけです。この条件をクリアするには、地域の医療機関、介護事業者と連携を深めていくことが重要になります。図2-1に示された、国が考える「入院から在宅まで切れ目のない医療」に寄与する役割を果たすことが求められているのです。

　これ以外にも、基準を満たせない場合のペナルティがさまざま設けられています。たとえば、地域包括ケア病棟入院料・管理料2・4で、自宅等から

入棟した患者割合が 2 割以上、自宅等からの緊急患者の受け入れが 3 カ月で 9 人以上、在宅医療等を有する、のいずれか 1 つ以上をクリアできなかった場合、10％の減算となります。許可病床数が 100 床以上の地域包括ケア病棟入院料・管理料 1・2 で、入退院支援加算 1 の届出を行っていない場合、地域包括ケア病棟入院料・管理料 3・4 で在宅復帰率が 7 割以上を満たしていない場合も、同様に 10％の減算です。

　これらのペナルティは、地域包括ケア病棟に期待される在宅復帰機能の強化を目的としたものと考えられます。地域包括ケア病棟に求められるサブアキュート、ポストアキュート、在宅生活復帰支援という役割を偏りなく担ってきた病院は評価される一方、自院からのポストアキュートとして地域包括ケア病棟を運用してきた病院にとっては、今後のあり方を本気で考えないと地域包括ケア病棟を持つのが難しい時代になったと言えるでしょう。地域との連携、地域でどのような機能を果たしていくのかが重要となります。

タスク・シフト／シェア、働き方改革

　働き方改革、タスク・シフト／シェアは、診療報酬改定の基本的方針と具体的方向性のなかでも重点課題として掲げられています。ここでは看護師に関係する事柄に焦点を当てて紹介していきます。

　医師の業務量を減らすには、仕事の一部をほかの医療職に移管することになります。最大のタスク・シフト／シェアの先となるのが看護師です。ですから、看護師が医師の仕事を引き受けるためには、看護師の業務負担を軽減する必要があります。

　そのため、今改定では夜間の看護・看護補助配置強化を評価する加算の点数が、のきなみ 5 点引き上げられました（表 2-8）。

●表 2-8　夜間の看護・看護補助配置強化を評価する加算が引き上げられる

対象加算	点数の変化
夜間看護加算（療養病棟入院基本料）	45 点→ 50 点
看護補助加算（障害者施設等入院基本料） （14 日以内の期間） （15 日以上 30 日以内の期間）	 141 点→ 146 点 116 点→ 121 点
夜間看護配置加算（有床診療所入院基本料） 夜間看護配置加算 1 夜間看護配置加算 2	 100 点→ 105 点 50 点→ 55 点
夜間急性期看護補助体制加算（急性期看護補助体制加算） 夜間 30 対 1 急性期看護補助体制加算 夜間 50 対 1 急性期看護補助体制加算 夜間 100 対 1 急性期看護補助体制加算	 120 点→ 125 点 115 点→ 120 点 100 点→ 105 点
看護職員夜間配置加算 ・看護職員夜間 12 対 1 配置加算 　看護職員夜間 12 対 1 配置加算 1 　看護職員夜間 12 対 1 配置加算 2 ・看護職員夜間 16 対 1 配置加算 　看護職員夜間 16 対 1 配置加算 1 　看護職員夜間 16 対 1 配置加算 2	 105 点→ 110 点 85 点→ 90 点 65 点→ 70 点 40 点→ 45 点
夜間 75 対 1 看護補助加算（看護補助加算）	50 点→ 55 点
看護職員夜間配置加算（地域包括ケア病棟入院料）	65 点→ 70 点
看護職員夜間配置加算（精神科救急急性期医療入院料）	65 点→ 70 点
看護職員夜間置加算（精神科救急・合併症入院料）	65 点→ 70 点

　なお、夜間の看護業務の負担を軽減するため、夜間看護体制加算（急性期看護補助体制加算）などの施設基準に変更が加えられました。これまでは必須ではなかった、「11 時間以上の勤務間隔の確保」「連続する夜勤の回数が2 回以下」のどちらか、または両方を満たすことが必須化されることとなりました。また、看護職員夜間配置加算（精神科救急急性期医療入院料および精神科救急・合併症入院料）における満たすべき施設基準の数が 2 項目以上から 3 項目以上へと変更されています。

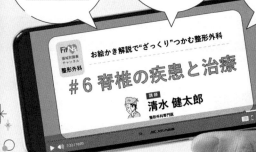
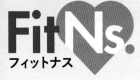

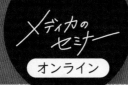

メディカのセミナー **オンライン**

実際的な知識を わかりやすく!

NEW

ミラクル★キャッチ 急変のみかた　バイタルサインと仲間たち

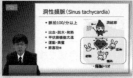

プランナー・講師　石橋 克彦

知識として理解しているものの、 実践に活かすことに 苦労されている方にオススメ!
今だからこそ学びたい! "バイタルサイン"を見直そう!

収録時間 約135分	スライド資料 53ページ
視聴　2022年12/31まで	受付　2022年11/30まで

NEW

明日からすぐに役立つ心電図の読み方

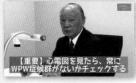

【重要】心電図を見たら、常に
WPW症候群がないかチェックする

プランナー・講師　岩坂 壽二

ここが「はじめの一歩」! 「知っている」と「知らない」では全然ちがう 心電図判読 "前" の必須知識

収録時間 約120分	スライド資料 22ページ
視聴　2022年12/31まで	受付　2022年11/30まで

看護主任のための 求められる役割とコミュニケーション
~チーム力を高める3つのポイント~

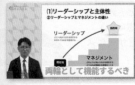

(1)リーダーシップと主体性
②リーダーシップとマネジメントの違い

リーダーシップ

マネジメント

両輪として機能するべき

プランナー・講師　山本 武史

こんな方にオススメです!
主任になったばかりで、どうチームを 率いればいいか悩みがち… シフトによっては病棟リーダーを任されるが どうも苦手…

収録時間 約130分	スライド資料 23ページ
視聴　2022年9/30まで	受付　2022年8/31まで

受講料（スライド資料ダウンロード）：6,000円（税込）

検査データのよみ方にはコツがある！ よくわかる！ 臨床検査データ

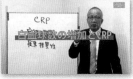

プランナー・講師　前川　芳明

検査・検査値につよいナースになろう！

**"どの検査データを重要視するべきか?"が
わかるようになります！**

収録時間 約130分	スライド資料 46ページ
視聴　2022年10/31まで	受付　2022年9/30まで

患者と自分のこころを守る 緩和ケアにおいて看護師が 関わりづらさを感じるときのコミュニケーション

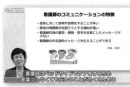

プランナー・講師　田村　恵子

患者対応のヒントが満載！
自分のケアを見つめ直しましょう！

**看護職者特有の関わりかたを知ることで
接し方が変わる！**

収録時間 約130分	スライド資料 24ページ
視聴　2022年10/31まで	受付　2022年9/30まで

うまくいくチームの最高の秘密 心理的安全性の高めかた
リーダーに求められる姿勢とチーム・スタッフが知っておきたいこと

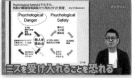

プランナー・講師　田淵　仁志

ミスを責めず何でも言い合える
環境作り！
ミスを糧に成長できるチームに！

収録時間 約100分	スライド資料 22ページ
視聴　2022年10/31まで	受付　2022年9/30まで

メディカ出版の おススメ！ 9 2022

呼吸・循環のイチオシ　Pick Up!

呼吸器

Dr.長尾の たのしイイ呼吸ケアQ&A100

酸素・血ガス・ドレナージ…現場ナースのギモンに答えます！

「口呼吸の患者さんに鼻カニューラでいいの？」「ブラとブレブの違いは？」。人気セミナーで寄せられたさまざまなギモンを基本からたのしイイく解説！

呼吸ケアのリアルなギモンが解消！

■長尾 大志 著

●定価2,860円（本体+税10%）●B5判●148頁●ISBN978-4-8404-7220-3

呼吸器

みんなの呼吸器Respica 2021年冬季増刊
病棟・外来・在宅医療チームのための

在宅酸素療法まるごとガイド

酸素流量調整のポイントや在宅酸素デバイスの取り扱い方法などの必須知識をわかりやすく解説。在宅呼吸ケアに関わる病院・クリニックのスタッフ必携！

HOT患者のケアのコツをWeb動画で学べる！

■石原 英樹／竹川 幸恵 編著

●定価3,520円（本体+税10%）●B5判●176頁●ISBN978-4-8404-7430-6

循環器看護

循環器に配属ですか？！

すごく大事なことだけギュッとまとめて教えます！

解剖・疾患からみんなが苦手な心電図まで、ケアの最重要ポイントを「そこからですか？」というレベルから話し言葉でやさしく解説！

循環器看護のはじめの一歩を丁寧にサポート

■猪子 森明 編著

●定価2,640円（本体+税10%）●B5判●128頁●ISBN978-4-8404-6592-2

循環器

補助循環、ちゃんと教えます。

新人にわかる言葉・イラスト・写真で解説！

IABPとVA-ECMO（PCPS）について、循環管理の基礎から、トラブル対応、合併症、ケアまで、多職種の視点で解説！

はじめての補助循環をサポートする実践書

■湊谷 謙司 編集

●定価2,860円（本体+税10%）●B5判●144頁●ISBN978-4-8404-7587-7

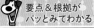

看護補助者との協働を促進

　看護師の業務負担軽減でポイントとなるのが看護補助者の活用です。いかに業務を分担し、協働できる体制を作るかが、業務負担を軽減する鍵ともなります。

　今改定では、点数の引き上げのほか、加算の新設も行われています（表2-9）。

●表2-9　看護補助者のさらなる活用に対する評価の新設

> 看護職員及び看護補助者の業務分担・協働を更に推進する観点から、看護職員及び看護補助者に対してより充実した研修を実施した場合等について、新たな評価を行う。

【新】　　看護補助体制充実加算（1日につき）
［施設基準］
・看護職員の負担の軽減及び処遇の改善に資する十分な体制が整備されていること。

現行		改定後	
【急性期看護補助体制加算】		【急性期看護補助体制加算】	
25対1急性期看護補助体制加算（看護補助者5割以上）	240点	25対1急性期看護補助体制加算（看護補助者5割以上）	240点
25対1急性期看護補助体制加算（看護補助者5割未満）	220点	25対1急性期看護補助体制加算（看護補助者5割未満）	220点
50対1急性期看護補助体制加算	200点	50対1急性期看護補助体制加算	200点
75対1急性期看護補助体制加算	160点	75対1急性期看護補助体制加算	160点
（新設）		【新】　看護補助体制充実加算として、1日につき5点を更に所定点数に加算	
【看護補助加算】		【看護補助加算】	
看護補助加算1	141点	看護補助加算1	141点
看護補助加算2	116点	看護補助加算2	116点
看護補助加算3	88点	看護補助加算3	88点
（新設）		【新】　看護補助体制充実加算として、1日につき5点を更に所定点数に加算	
夜間看護加算（療養病棟入院基本料の注加算）	45点	イ　夜間看護加算（療養病棟入院基本料の注加算）	50点
		【新】ロ　看護補助体制充実加算	55点
看護補助加算（障害者施設等入院基本料の注加算）		イ　看護補助加算（障害者施設等入院基本料の注加算）	
（1）14日以内の期間	141点	（1）14日以内の期間	146点
（2）15日以上30日以内の期間	116点	（2）15日以上30日以内の期間	121点
		【新】ロ　看護補助体制充実加算	
		（1）14日以内の期間	151点
		（2）15日以上30日以内の期間	126点
看護補助者配置加算（地域包括ケア病棟入院料の注加算）160点		イ　看護補助者配置加算（地域包括ケア病棟入院料の注加算）160点	
		【新】ロ　看護補助体制充実加算	165点

　新設された看護補助体制充実加算は、その名称のとおり看護職員と看護補助者への研修の実施などの要件を満たした場合に算定できる、看護職員から看護補助者へのタスク・シフト、協働を推進するために設けられたものです。ただし、夜間看護加算、地域包括ケア病棟入院料の看護補助者配置加算、障害者施設等入院基本料の看護補助加算とは同時に算定できないので注意が必要です。

　さて、この新設された看護補助体制充実加算は、先に述べたように取得のためには、看護師長等、病棟の全看護職員（師長等以外）、看護補助者が表

2-10 の研修を受講することが義務となります。

●表 2-10　加算算定のために受講が義務づけられた研修

研修対象	研修内容
看護師長等	所定の研修※1を修了していること。
看護職員	全ての看護職員が、所定の研修を修了していること。 研修は、講義及び演習により、次の項目を行う研修であること。 イ（イ）看護補助者との協働の必要性 　（ロ）看護補助者の制度的な位置づけ 　（ハ）看護補助者と協働する看護業務の基本的な考え方 　（ニ）看護補助者との協働のためのコミュニケーション 　（ホ）自施設における看護補助者に係る規定及び運用
看護補助者	現行の研修内容※2のうち、エ（日常生活にかかわる業務）について業務内容毎に業務範囲、実施手順、留意事項等について示した業務マニュアルを作成し、それを用いて研修を実施すること。

※1（イ）国、都道府県又は医療関係団体等が主催する研修であること（5時間程度）
　（ロ）講義及び演習により、次の項目を行う研修であること
　　①看護補助者の活用に関する制度等の概要
　　②看護職員との連携と業務整理
　　③看護補助者の育成・研修・能力評価
　　④看護補助者の雇用形態と処遇等
※2　ア　医療制度の概要及び病院の機能と組織の理解
　　イ　医療チーム及び看護チームの一員としての看護補助業務の理解
　　ウ　看護補助業務を遂行するための基礎的な知識・技術
　　エ　日常生活にかかわる業務
　　オ　守秘義務、個人情報の保護
　　カ　看護補助業務における医療安全と感染防止　等

　看護補助者への教育・研修は、多くの病院で課題となっていたところですが、研修が義務づけられたことにより、タスク・シフト、協働の推進だけでなくケアの質の向上も期待されます。

特定行為研修終了者へのタスク・シフト推進

　特定行為研修終了者の人数は年々増え、2022 年 3 月現在 4,832 名います。医師の業務負担軽減、タスク・シフトの鍵とも言える特定校研修終了者は、人数が増えている一方、組織の壁であったり、旧弊な価値観から、特定行為研修終了者の知識と能力を十分に活用できていない病院も少なからずあるようです。

　今改定では、栄養サポートチーム加算、精神科リエゾンチーム加算、褥瘡ハイリスク加算、呼吸ケアチーム加算の算定要件に特定行為研修終了者が追加されました。特定行為研修終了者の活躍の場が広がるきっかけになることが期待されます。

＊

　現場では、タスク・シフト／シェアに関する課題はまだまだ山積みの感がありますが、少しずつ働き方の選択肢が増えたように思います。今後が期待されるところです。

医療機関間の連携を促進する加算が多数盛り込まれる

　冒頭で述べたように、今改定の目的の一つが医療機関間での連携の促進です。そのため、さまざまな加算や算定要件の変更が随所に盛り込まれています。先に紹介した加算と重なる部分もありますが、連携という観点から注目される加算などを整理してみます。

　地域の医療機関の連携を重要視した今回の診療報酬改定を象徴する新設項目として、まず、二次性骨折予防継続管理料（表2-11）が挙げられると思います。

● 表2-11　二次性骨折予防継続管理料

二次性骨折予防継続管理料1	1,000点：入院中1回、手術治療を担う一般病棟において算定
二次性骨折予防継続管理料2	750点：入院中1回、リハビリテーション等を担う病棟において算定
二次性骨折予防継続管理料3	500点：1年を限度として月に1回、外来において算定

　骨粗鬆症の治療による二次性骨折の予防を目的とした加算ですが、管理料2は、他の病院で1を算定した患者しか対象になりません。院内転棟の場合は、1と2の両方を算定することができません。また、3を算定できるのは管理料1を算定した患者のみです。骨粗鬆症の患者は骨折を繰り返すことが多いため、これを地域の医療機関で連携して予防しようというものです。急性期から回復期の病棟、あるいは急性期から外来へと、地域の医療機関で骨粗鬆症の治療を評価し、継続して行うことが求められているわけです。

新興感染症防止対策、外来医療の機能分化にみられる連携促進作

　また、今改定の大きな目的ともなっている新興感染症に対応できる医療提供体制の構築に含まれる、「外来診療時の感染防止対策の評価の新設および

感染防止対策加算の見直し」にも関連する連携促進項目がいくつかあります。
表2-12にまとめました。

●表2-12 「外来診療時の感染防止対策の評価の新設および感染防止対策加算の見直し」に関連する連携促進項目

外来感染対策向上加算	感染防止対策部門の院内感染管理者は、少なくとも年に2回程度、感染対策向上加算1の届出を行った医療機関、または地域の医師会が定期的に主催する院内感染対策に関するカンファレンスに参加するなどの要件が施設基準に盛り込まれた
感染対策向上加算	感染症対策を連携して実施するとの観点から、感染防止対策加算から名称が変更された。感染対策向上加算1の届出を行った医療機関が同加算2、3、または外来感染対策向上加算を算定する医療機関に出向いて感染症対策に関する助言を行った場合の評価が新設された
連携強化加算	施設基準に、感染対策向上加算1の届出を行っている医療機関との連携体制の確保、また、過去1年間に4回以上、感染症の発生状況、抗菌薬の使用状況などの報告を行うこと、などが盛り込まれた

　外来医療の機能分化も、今改定の目的となっていますが、こちらも次のようなところに連携を促進させようとする意図が見えます（表2-13）。診療所や中小病院をかかりつけ医として位置づけ、高度な医療を提供する大病院は、診療所や中小病院から専門的な外来を紹介するという流れです。
　これまで、診療所から病院への情報提供は診療報酬上で評価されてきましたが、連携強化診療情報提供料により、逆の流れ、すなわち病院が診療所へ情報提供をすることへの評価が手厚くなったことが注目されます。

●表2-13 「外来医療の機能分化」に関連する連携促進項目

外来在宅共同指導料	外来医療を受けている患者が在宅医療に移行する際に、患者の自宅などで外来医療を担う医師と在宅医療を担う医師が連携して患者に指導などを実施した場合に算定できる新設加算。外来、在宅の医療機関ともに算定可能となっている
連携強化診療情報提供料	診療情報提供料IIIからの変更にともない、これまで患者を紹介された診療所の依頼で診療情報を提供した場合、3カ月に1回しか算定できなかったものが、月1回へと変わった。

　また、従前からある加算ですが、入退院支援加算1の評価が見直され、転院または退院を対象とする点数が、600点から700点と100点も点数が増えています（一般病棟入院基本料等の場合）。入退院における連携が重要視されている証左だと言えるでしょう。なお、連携機関は医療機関だけでなく、介護保険サービス、障害福祉サービス、児童福祉法に基づく事業者なども対象となっています。入退院支援加算の対象者に、近年、社会問題としてクローズアップされてきたヤングケアラーおよびその家族が追加されたことからも、医療機関以外との連携の機会が増えてくることが予想されます。患者・利用者の生活を地域にあるどのような機関・事業者が支え、どのような役割を果たしているのか。今後は、病棟看護師であっても、そうした知識が重要になってくると思われます。

4種類に分かれた地域包括ケア病棟入院料初期加算

　地域包括ケア病棟の算定要件が厳しくなったことは先述したとおりですが、入院元により点数が変わる初期加算の変更からも、院外連携が行われている地域包括ケア病棟に対する評価が更に高まったことがわかります。改定前は、地域包括ケア病棟入院料の初期加算は次の2種類しかありませんでした（表2-14）。

● 表 2-14　改定前の初期加算

急性病棟から受け入れた患者	他の急性期一般病棟から、もしくは自院の一般病棟から転棟した患者について、急性期患者支援病床初期加算として、14日を限度に1日につき150点を加算
在宅から受け入れた患者	介護老人保健施設、介護医療院、特別養護老人ホーム、軽費老人ホーム、有料老人ホーム、または自宅から入院した患者に対して、在宅患者支援病床初期加算として、14日を限度に1日につき300点を加算

　これが今改定では、次の4種類に分かれることになりました（**表2-15**）。

● 表 2-15　改定後の初期加算

急性期患者支援病床初期加算	400床以上の病院の地域包括ケア病棟の場合	自院などの一般病棟	50点
		他院の一般病棟	150点
	400床未満の病院の地域包括ケア病棟の場合	自院などの一般病棟	125点
		他院の一般病棟	250点
在宅患者支援病床初期加算	老人保健施設		500点
	自宅・その他施設		400点

　規模の大きい病院ほど、ポストアキュート機能が評価されていないことが如実に数字に表れています。点数が減算されるということは、求められる機能を果たしていないということです。この数字からは、地域包括ケア病棟に求められているのは、自宅などで急性憎悪した患者の受け入れ（サブアキュート機能）であることがわかります。地域のなかでどのような役割を果たしていくのか、これは今後の病院が自らに問わなくてはならない命題ですが、まず、地域包括ケア病棟が地域での存在意義を問われていると言えるでしょう。

在宅医療での連携の範囲の拡大

　ある程度の規模の急性期病院の看護師からすると、いまだ在宅医療は「自分とは関係のないもの」という意識があるかもしれませんが、地域包括ケア病棟の設置などにより、病棟看護師が在宅の専門職と協働する機会が増えています。機能分化と連携が強化されるなかで、そうした機会はさらに増えていくことは確実です。特に管理者であれば、在宅医療の動向にもアンテナを張っておく必要があるでしょう。

　さて、在宅医療での連携というところでは、機能強化型の在宅療養支援診療所（在支診）、在宅療養支援病院（在支病）について、義務ではないものの「市町村が実施する在宅医療・介護連携推進事業等において在支診以外の診療所等と連携することが望ましい」「地域において 24 時間体制での在宅医療提供に係る積極的役割を担うことが望ましい」などの文言が施設基準に明記されました。また、従来の継続診療加算が在宅療養移行加算へと変更され、これまでの 24 時間の往診および連絡体制に加え、地域の医師会や市町村が作る当番医制などに加入し、市町村・医師会と連携して、必要な在宅医療体制を確保した場合に評価されることになりました。在宅医療の裾野を広げるものと言えるでしょう。

　裾野が増えれば、外来から在宅に療養の場を移す患者の医療情報を提供する機会も増加しますから、先に紹介した外来在宅共同指導料を算定する機会が増えるということでもあります。診療報酬上の観点からも、在宅との連携が徐々に重みを増している印象です。

オンライン〇〇に対する評価

　データ分析、IoT、AI などのデジタル技術を活用することで業務効率の改善などを図るのが、最近耳にすることが多いデジタル・トランスフォーメーション（Dx：Digital Transformation）です。こうした Dx の波は、医療業界にも急速に広がろうとしており、国の経済諮問会議が公表した骨太方針原案[3] では、診療報酬改定 Dx を進めることが明記されています。

今改定では、点数は低めに設定されたものの、オンライン診療による初診料が新設されたほか、これまでの距離・実施割合要件が撤廃されるなど算定の範囲が広がり、今後、オンライン診療に取り組む医療機関が増えることが予想されます。

　看護に関係する部分では、入退院支援加算、感染防止対策加算、退院時共同指導料、在宅患者訪問看護・指導料、介護支援等連携指導料などで対面が原則だったのが、情報通信機器を用いた面会やカンファレンスへの参加の条件が大きく緩和されています。

　オンライン診療が中心であり、現在は、看護に直接関係する部分はそれほど多くないものの、Dx はこれから拡大していく分野だけに、注目しておく必要があると言えるでしょう。

引用・参考文献
1）財政制度分科会（令和 3 年 4 月 15 日開催）資料
2）令和 4 年度診療報酬改定の概要【全体概要版】令和 4 年 3 月 4 日版
3）内閣府「経済財政運営と改革の基本方針 2022　新しい資本主義へ～課題解決を成長のエンジンに変え、持続可能な経済を実現～」（骨太方針 2022）

3章

押さえておきたい
改定の勘所

3 押さえておきたい改定の勘所

本章では2022年度改定のポイントとなる点をピックアップします。青色の文字の部分が、新設・変更された項目です。

医療計画の見直しも念頭に新興感染症等に対応できる医療提供体制の構築に向けた取組

①外来診療時の感染防止対策の評価の新設および感染防止対策加算の見直し

Point

　感染防止対策加算から感染対策を「向上」する加算へと名称の変更と要件、評価が見直されました。日常的な院内感染症対策に加え、地域の医療機関などと連携して行う感染症対策をさらに推進することを目的とした、診療所における外来感染防止対策体制への新たな評価が行われました。ポイントは地域連携のエンジンとなる加算になったこと！　感染対策は地域で行うものであることが色濃くなりました。

●算定点数、内容、算定要件・施設基準チェック

【新設】外来感染対策向上加算　　6点

診療所について、平時からの感染防止対策の実施や、地域の医療機関等が連携して実施する感染症対策への参画を更に推進する観点から、外来診療時の感染防止対策に係る評価を新設する。

算定要件	組織的な感染防止対策につき別に厚生労働大臣が定める施設基準に適合しているものとして地方厚生局長等に届け出た保険医療機関（診療所に限る）において診療を行った場合は、外来感染対策向上加算として、患者1人につき月1回に限り所定点数に加算する。

算定要件	（※）以下を算定する場合において算定可能とする（ただし、以下の各項目において外来感染対策向上加算を算定した場合には、同一月に他の項目を算定する場合であっても当該加算を算定することはできない）。 ア 初診料 イ 再診料 ウ 小児科外来診療料 エ 外来リハビリテーション診療料 オ 外来放射線照射診療料 カ 地域包括診療料 キ 認知症地域包括診療料 ク 小児かかりつけ診療料 ケ 外来腫瘍化学療法診療料 コ 救急救命管理料 サ 退院後訪問指導料 シ 在宅患者訪問診療料（Ⅰ）・（Ⅱ） ス 在宅患者訪問看護・指導料、同一建物居住者訪問看護・指導料 セ 在宅患者訪問点滴注射管理指導料 ソ 在宅患者訪問リハビリテーション指導管理料 タ 在宅患者訪問薬剤管理指導料 チ 在宅患者訪問栄養食事指導料 ツ 在宅患者緊急時等カンファレンス料 テ 精神科訪問看護・指導料
施設基準	（1）専任の院内感染管理者が配置されていること。
	（2）当該保険医療機関内に感染防止対策部門を設置し、組織的に感染防止対策を実施する体制が整備されていること。
	（3）当該部門において、医療有資格者が適切に配置されていること。
	（4）感染防止対策につき、感染対策向上加算1に係る届出を行っている保険医療機関又は地域の医師会と連携すること。
	（5）診療所であること。

（6）感染防止に係る部門（以下「感染防止対策部門」という。）を設置していること。この場合において、第20の1の（1）のイに規定する医療安全対策加算に係る医療安全管理部門をもって感染防止対策部門としても差し支えない。

（7）（6）に掲げる部門内に、専任の医師、看護師又は薬剤師その他の医療有資格者が院内感染管理者として配置されており、感染防止に係る日常業務を行うこと。なお、当該職員は第20の1の（1）アに規定する医療安全対策加算に係る医療安全管理者とは兼任できないが、第2部通則7に規定する院内感染防止対策に掲げる業務は行うことができる。

（8）感染防止対策の業務指針及び院内感染管理者の具体的な業務内容が整備されていること。

（9）（7）に掲げる院内感染管理者により、最新のエビデンスに基づき、自施設の実情に合わせた標準予防策、感染経路別予防策、職業感染予防策、疾患別感染対策、洗浄・消毒・滅菌、抗菌薬適正使用等の内容を盛り込んだ手順書（マニュアル）を作成し、各部署に配布していること。なお、手順書は定期的に新しい知見を取り入れ改訂すること。

（10）（7）に掲げる院内感染管理者により、職員を対象として、少なくとも年2回程度、定期的に院内感染対策に関する研修を行っていること。なお当該研修は別添2の第1の3の（5）に規定する安全管理の体制確保のための職員研修とは別に行うこと。

（11）（7）に掲げる院内感染管理者は、少なくとも年2回程度、感染対策向上加算1に係る届出を行った医療機関又は地域の医師会が定期的に主催する院内感染対策に関するカンファレンスに参加していること。なお、感染対策向上加算1に係る届出を行った複数の医療機関と連携する場合は、全ての連携している医療機関が開催するカンファレンスに、それぞれ少なくとも年1回程度参加し、合わせて年2回以上参加していること。また、感染対策向上加算1に係る届出を行った医療機関又は地域の医師会が主催する新興感染症の発生等を想定した訓練について、少なくとも年1回参加していること。

（12）院内の抗菌薬の適正使用について、連携する感染対策向上加算1に係る届出を行った医療機関又は地域の医師会から助言等を受けること。また、細菌学的検査を外部委託している場合は、薬剤感受性検査に関する詳細な契約内容を確認し、検査体制を整えておくなど、「中小病院における薬剤耐性菌アウトブレイク対応ガイダンス」に沿った対応を行っていること。

（13）（7）に掲げる院内感染管理者は、1週間に1回程度、定期的に院内を巡回し、院内感染事例の把握を行うとともに、院内感染防止対策の実施状況の把握・指導を行うこと。

（14）当該保険医療機関の見やすい場所に、院内感染防止対策に関する取組事項を掲示していること。

（15）新興感染症の発生時等に、都道府県等の要請を受けて発熱患者の外来診療等を実施する体制を有し、そのことについてホームページ等により公開していること。

（16）新興感染症の発生時等に、発熱患者の診療を実施することを念頭に、発熱患者の動線を分けることができる体制を有すること。

（17）「抗微生物薬適正使用の手引き」（厚生労働省健康局結核感染症課）を参考に、抗菌薬の適正な使用の推進に資する取組を行っていること。

（18）新興感染症の発生時等や院内アウトブレイクの発生時等の有事の際の対応について、連携する感染対策向上加算1に係る届出を行った医療機関等とあらかじめ協議し、地域連携に係る十分な体制が整備されていること。

（19）区分番号A234－2に掲げる感染対策向上加算に係る届出を行っていない診療所であること。

●算定点数、内容、算定要件・施設基準チェック

感染対策向上加算（感染防止対策加算から名称変更）	
変更 感染対策向上加算1	710点（改定前390点）
変更 感染対策向上加算2	175点（改定前90点）
【新設】感染対策向上加算3	75点

感染防止対策加算の名称を感染対策向上加算に改める。名称変更前の感染防止対策加算について、新興感染症の発生等を想定した訓練の実施等を要件に追加するとともに、より小規模の感染制御チームによる感染防止対策の取組に係る評価として、感染対策向上加算3を新設する。

感染対策向上加算1の届出を行った医療機関が、感染対策向上加算2、感染対策向上加算3、または外来感染対策向上加算の医療機関に出向いて感染症対策に関する助言を行った場合の評価を新設する。

感染対策向上加算2、または感染対策向上加算3に係る届出を行った医療機関が、感染対策向上加算1の届出を行った医療機関に対し、定期的に院内の感染症発生状況等について報告を行っている場合、および地域や全国のサーベイランスに参加している場合の評価をそれぞれ新設する。

算定要件	1. 組織的な感染防止対策につき別に厚生労働大臣が定める施設基準に適合しているものとして地方厚生局長等に届け出た保険医療機関に入院している患者（第1節の入院基本料（特別入院基本料等を除く）、第3節の特定入院料又は第4節の短期滞在手術等基本料のうち、感染対策向上加算を算定できるものを現に算定している患者に限る）について、当該基準に係る区分に従い、入院初日に限り（3については、入院初日及び入院期間が90日を超えるごとに1回）、それぞれ所定点数に加算する。
	2. 感染対策向上加算1を算定する場合について、感染症対策に関する医療機関間の連携体制につき別に厚生労働大臣が定める施設基準に適合しているものとして地方厚生局長等に届け出た保険医療機関に入院している患者については、指導強化加算として、30点をさらに所定点数に加算する。

算定要件	3. 感染対策向上加算 2 または感染対策向上加算 3 を算定する場合について、感染症対策に関する医療機関間の連携体制につき別に厚生労働大臣が定める施設基準に適合しているものとして地方厚生局長等に届け出た保険医療機関に入院している患者については、連携強化加算として、30 点をさらに所定点数に加算する。
	4【新設】感染対策向上加算 2 または感染対策向上加算 3 を算定する場合について、感染防止対策に資する情報を提供する体制につき別に厚生労働大臣が定める施設基準に適合しているものとして地方厚生局長等に届け出た保険医療機関に入院している患者については、サーベイランス強化加算として、5 点をさらに所定点数に加算する。
施設基準	**二十九の二　感染対策向上加算の施設基準等**
	（1）感染対策向上加算 1 の施設基準 イ〜ハについては変更なし ニ　感染防止対策につき、感染対策向上加算 2、感染対策向上加算 3 に係る届出を行っている保険医療機関と連携していること。 ホ【新設】　他の保険医療機関（感染対策向上加算 1 に係る届出を行っている保険医療機関に限る）との連携により感染防止対策を実施するための必要な体制が整備されていること。 ヘ　抗菌薬を適正に使用するために必要な支援体制が整備されていること。
	2）感染対策向上加算 2 の施設基準 イ〜ハ については変更なし ニ 感染防止対策につき、感染対策向上加算 1 に係る届出を行っている保険医療機関と連携していること。
	（3）感染対策向上加算 3 の施設基準 イ 専任の院内感染管理者が配置されていること。 ロ 当該保険医療機関内に感染防止対策部門を設置し、組織的に感染防止対策を実施する体制が整備されていること。 ハ 当該部門において、医師及び看護師が適切に配置されていること。 ニ 感染防止対策につき、感染対策向上加算 1 に係る届出を行っている保険医療機関と連携していること。

	(4) 指導強化加算の施設基準 他の医療機関（感染対策向上加算2、感染対策向上加算3または外来感染対策向上加算に係る届出を行っている保険医療機関に限る）に対し、院内感染対策に係る助言を行うための必要な体制が整備されていること。
	(5)【新設】連携強化加算の施設基準 他の医療機関（感染対策向上加算1に係る届出を行っている保険医療機関に限る）との連携体制を確保していること。
	(6)【新設】サーベイランス強化加算の施設基準 地域における感染防止対策に資する情報を提供する体制が整備されていること。
施設基準	感染対策向上加算1に関する施設基準
	(2)(1)に掲げる部門内に以下の構成員からなる感染制御チームを組織し、感染防止に係る日常業務を行うこと。 ア～エについては変更なし アに定める医師またはイに定める看護師のうち1名は専従であること。なお、感染制御チームの専従の職員については、抗菌薬適正使用支援チームの業務を行う場合および感染対策向上加算2、感染対策向上加算3または外来感染対策向上加算に係る届出を行った医療機関に対する助言に係る業務を行う場合には、感染制御チームの業務について専従とみなすことができる。
	(7)(2)に掲げるチームにより、保健所および地域の医師会と連携し、感染対策向上加算2または感染対策向上加算3に係る届出を行った医療機関と合同で、少なくとも年4回程度、定期的に院内感染対策に関するカンファレンスを行い、その内容を記録していること。 また、このうち少なくとも1回は、新興感染症の発生等を想定した訓練を実施すること。
	(8)～(10)変更なし
	(11)(2)に掲げるチームにより、感染対策向上加算2、感染対策向上加算3または外来感染対策向上加算を算定する医療機関に対し、必要時に院内感染対策に関する助言を行う体制を有すること。

	（16）院内感染対策サーベイランス（JANIS）、感染対策連携共通プラットフォーム（J-SIPHE）等、**地域や全国のサーベイランスに参加していること。**
	（17）【新設】新興感染症の発生時等に、都道府県等の要請を受けて感染症患者を受け入れる体制を有し、そのことについてホームページ等により公開していること。
	（18）【新設】新興感染症の発生時等に、感染症患者を受け入れることを念頭に、汚染区域や清潔区域のゾーニングを行うことができる体制を有すること。
	（19）【新設】外来感染対策向上加算に係る届出を行っていない保険医療機関であること。
	（20）【新設】他の保険医療機関（感染対策向上加算1に係る届出を行っている保険医療機関に限る）と連携し、少なくとも年1回程度、当該加算に関して連携するいずれかの保険医療機関に相互に赴いて別添6の別紙24※またはこれに準じた様式に基づく感染防止対策に関する評価を行い、当該保険医療機関にその内容を報告すること。また、少なくとも年1回程度、当該加算に関して連携するいずれかの保険医療機関により評価を受けていること。なお、医療安全対策地域連携加算1または2を算定している保険医療機関については、当該加算に係る評価と本要件に係る評価とを併せて実施しても差し支えない。
	（21）～（24）【新設】現行の抗菌薬適正使用加算の施設基準と同様。
施設基準	**感染対策向上加算2の施設基準**
	（3）（2）に掲げる部門内に以下の構成員からなる感染制御チームを組織し、感染防止に係る日常業務を行うこと。 ア～イ　変更なし ウ　3年以上の病院勤務経験を持つ、または適切な研修を修了した感染防止対策にかかわる専任の薬剤師。 エ　3年以上の病院勤務経験を持つまたは適切な研修を修了した専任の臨床検査技師

アに定める医師またはイに定める当該保険医療機関内に上記のアからエまでに定める者のうち1名が院内感染管理者として配置されていること。なお、当該職員は第20の1の（1）アに規定する医療安全対策加算に係る医療安全管理者とは兼任できないが、第2部通則7に規定する院内感染防止対策に掲げる業務は行うことができる。なお、令和4年3月31日時点で感染防止対策加算に係る届出を行っている保険医療機関については、令和5年3月31日までの間に限り、2の（3）のウおよびエの適切な研修に係る基準を満たすものとみなすものであること。

(7)（3）に掲げるチームは、少なくとも年4回程度、感染対策向上加算1に係る届出を行った医療機関が定期的に主催する院内感染対策に関するカンファレンスに参加していること。なお、感染対策向上加算1に係る届出を行った複数の医療機関と連携する場合は、全ての連携している医療機関が開催するカンファレンスに、それぞれ少なくとも年1回程度参加し、合わせて年4回以上参加していること。また、感染対策向上加算1に係る届出を行った医療機関が主催する、新興感染症の発生等を想定した訓練については、少なくとも年1回以上参加していること。

(14) 新興感染症の発生時等に、都道府県等の要請を受けて感染症患者または疑い患者を受け入れる体制を有し、そのことについてホームページ等により公開していること。

(15)【新設】新興感染症の発生時等に、感染症患者または疑い患者を受け入れることを念頭に、汚染区域や清潔区域のゾーニングを行うことができる体制を有すること。

(16)【新設】新興感染症の発生時や院内アウトブレイクの発生時等の有事の際の対応について、連携する感染対策向上加算1に係る届出を行った医療機関等とあらかじめ協議し、地域連携に係る十分な体制が整備されていること。

(17)【新設】外来感染対策向上加算の届出を行っていない保険医療機関であること。

施設基準	【新設】感染対策向上加算3の施設基準
	（1）当該保険医療機関の一般病床の数が300床以下を標準とする。
	（2）感染防止対策部門を設置していること。ただし、第20の1の（1）イに規定する医療安全対策加算に係る医療安全管理部門をもって感染防止対策部門としても差し支えない。
	（3）（2）に掲げる部門内に以下の構成員からなる感染制御チームを組織し、感染防止に係る日常業務を行うこと。 ア　専任の常勤医師（歯科医療を担当する保険医療機関にあっては、当該経験を有する専任の常勤歯科医師） イ　専任の看護師 当該保険医療機関内に上記のア及びイに定める者のうち1名が院内感染管理者として配置されていること。アの常勤医師及びイの看護師については、適切な研修を修了していることが望ましい。なお、当該職員は第20の1の（1）アに規定する医療安全対策加算に係る医療安全管理者とは兼任できないが、第2部通則7に規定する院内感染防止対策に掲げる業務は行うことができる。
	（4）感染防止対策の業務指針及び院内感染管理者若しくは感染制御チームの具体的な業務内容が整備されていること。
	（5）（3）に掲げるチームにより、最新のエビデンスに基づき、自施設の実情に合わせた標準予防策、感染経路別予防策、職業感染予防策、疾患別感染対策、洗浄・消毒・滅菌、抗菌薬適正使用等の内容を盛り込んだ手順書（マニュアル）を作成し、各部署に配布していること。なお、手順書は定期的に新しい知見を取り入れ改訂すること。
	（6）（3）に掲げるチームにより、職員を対象として、少なくとも年2回程度、定期的に院内感染対策に関する研修を行っていること。なお当該研修は別添2の第1の3の（5）に規定する安全管理の体制確保のための職員研修とは別に行うこと。

(7)（3）に掲げるチームは、少なくとも年4回程度、感染対策向上加算1に係る届出を行った医療機関が定期的に主催する院内感染対策に関するカンファレンスに参加していること。なお、感染対策向上加算1に係る届出を行った複数の医療機関と連携する場合は、全ての連携している医療機関が開催するカンファレンスに、それぞれ少なくとも年1回程度参加し、合わせて年4回以上参加していること。また、感染対策向上加算1に係る届出を行った医療機関が主催する、新興感染症の発生等を想定した訓練については、少なくとも年1回以上参加していること。

(8) 院内の抗菌薬の適正使用について、連携する感染対策向上加算1係る届出を行った医療機関又は感染対策向上加算1に係る届出を行った医療機関と連携した地域の医師会から助言を受けること。また、細菌学的検査を外部委託している場合は、薬剤感受性検査に関する詳細な契約内容を確認し、検査体制を整えておくなど、「中小病院における薬剤耐性菌アウトブレイク対応ガイダンス」に沿った対応を行っていること。

(9)（3）に掲げるチームにより、1週間に1回程度、定期的に院内を巡回し、院内感染事例の把握を行うとともに、院内感染防止対策の実施状況の把握及び指導を行うこと。

(10) 当該保険医療機関の見やすい場所に、院内感染防止対策に関する取組事項を掲示していること。

(11) 公益財団法人日本医療機能評価機構等、第三者機関による評価を受けていることが望ましいこと。

(12) 新興感染症の発生時等に、都道府県等の要請を受けて感染症患者又は疑い患者を受け入れる体制若しくは発熱患者の診療等を実施する体制を有し、そのことについてホームページ等により公開していること。

(13) 新興感染症の発生時等に、発熱患者の診療を実施することを念頭に、発熱患者の動線を分けることができる体制を有すること。

	（14）新興感染症の発生時や院内アウトブレイクの発生時等の有事の際の対応について、連携する感染対策向上加算1に係る届出を行った医療機関等とあらかじめ協議し、地域連携に係る十分な体制が整備されていること。
	（15）外来感染対策向上加算の届出を行っていない保険医療機関であること。
施設基準	【新設】指導強化加算の施設基準
	（1）感染対策向上加算1に係る施設基準の届出を行っている保険医療機関であること。
	（2）感染制御チームの専従医師又は看護師が、過去1年間に4回以上、感染対策向上加算2、感染対策向上加算3又は外来感染対策向上加算に係る届出を行った保険医療機関に訪問して院内感染対策に関する助言を行っていること。
施設基準	【新設】連携強化加算の施設基準
	（1）感染対策向上加算2又は感染対策向上加算3に係る施設基準の届出を行っている保険医療機関であること。
	（2）連携する感染対策向上加算1に係る届出を行った医療機関に対し、過去1年間に4回以上、感染症の発生状況、抗菌薬の使用状況等について報告を行っていること。
施設基準	【新設】サーベイランス強化加算の施設基準
	（1）感染対策向上加算2又は感染対策向上加算3に係る施設基準の届出を行っている保険医療機関であること。
	（2）院内感染対策サーベイランス（JANIS）、感染対策連携共通プラットフォーム（J-SIPHE）等、地域や全国のサーベイランスに参加していること。

●算定点数、内容、算定要件・施設基準チェック

【新設】 連携強化加算　3点

外来感染対策向上加算に係る届出を行っている保険医療機関が、感染対策向上加算1に係る届出を行っている他の保険医療機関に対し、定期的に院内の感染症発生状況等について報告を行っている場合及び地域のサーベイランスに参加している場合の評価をそれぞれ新設する。

算定要件	感染症対策に関する医療機関間の連携体制につき別に厚生労働大臣が定める施設基準に適合しているものとして地方厚生局長等に届け出た保険医療機関において診療を行った場合は、連携強化加算として、患者1人につき月1回に限り所定点数に加算する。
施設基準	(1) 他の保険医療機関（感染対策向上加算1に係る届出を行っている保険医療機関に限る）との連携体制を確保していること。
	(2) 外来感染対策向上加算に係る届出を行っている保険医療機関であること。
	(3) 連携する感染対策向上加算1に係る届出を行った医療機関に対し、過去1年間に4回以上、感染症の発生状況、抗菌薬の使用状況等について報告を行っていること。

【新設】 サーベイランス強化加算　1点

感染防止対策に資する情報を提供する体制につき別に厚生労働大臣が定める施設基準に適合しているものとして地方厚生局長等に届け出た保険医療機関において診療を行った場合は、サーベイランス強化加算として、患者1人につき月1回に限り所定点数に加算する。

算定要件	(1) 地域において感染防止対策に資する情報を提供する体制が整備されていること。
施設基準	(2) 外来感染対策向上加算に係る届出を行っている保険医療機関であること。
	(3) 院内感染対策サーベイランス（JANIS）、感染対策連携共通プラットフォーム（J-SIPHE）等、地域や全国のサーベイランスに参加していること。

（※）連携強化加算及びサーベイランス強化加算の算定については、1の（※）と同様の取扱いとする。

医療機能や患者の状態に応じた入院医療の評価

①高度かつ専門的な急性期医療の提供体制に係る評価の新設

Point

　地域において急性期・高度急性期医療を集中的・効率的に提供する体制を確保するため、手術や救急医療などの高度で専門的な医療についての実績を一定程度有した医療機関が構築する、入院医療を実施するための体制について新たな評価が行われました。今まであった総合入院体制加算よりも更に高度急性期に特化した実績要件になっています。実績要件が非常に厳しいため、実際に届出を出せるのは二次医療圏で数病院のみとなっています。

● 算定点数、内容、算定要件・施設基準チェック

【新設】　急性期充実体制加算（1 日につき）
1　7 日以内の期間　　　　　　　460 点
2　8 日以上 11 日以内の期間　250 点
3　12 日以上 14 日以内の期間　180 点

高度かつ専門的な医療及び急性期医療の提供に係る体制や、精神疾患を有する患者の受入れに係る体制を十分に確保している場合の評価を新設する。

対象患者：高度かつ専門的な医療および急性期医療を提供する十分な体制を有する病院の入院患者

算定要件	高度かつ専門的な医療及び急性期医療を提供する体制その他の事項につき別に厚生労働大臣が定める施設基準に適合しているものとして地方厚生局長等に届け出た保険医療機関に入院している患者（入院基本料（特別入院基本料等を除く）または特定入院料のうち、急性期充実体制加算を算定できるものを現に算定している患者に限る）について、当該患者の入院期間に応じ、それぞれ所定点数に加算する。この場合において、総合入院体制加算（区分番号 A200）は別に算定できない。
施設基準	（1）一般病棟入院基本料（急性期一般入院料 1 に限る）を算定する病棟を有する病院であること。

	(2) 地域において高度かつ専門的な医療及び急性期医療を提供するにつき十分な体制が整備されていること。
	(3) 高度かつ専門的な医療及び急性期医療に係る実績を十分有していること。
	(4) 入院患者の病状の急変の兆候を捉えて対応する体制を確保していること。
	(5) 感染対策向上加算1に係る施設基準の届出を行っている保険医療機関であること。
	(6) 当該保険医療機関の敷地内において喫煙が禁止されていること。
	(7) 公益財団法人日本医療機能評価機構等が行う医療機能評価を受けている病院又はこれに準ずる病院であること。

●算定点数、内容、算定要件・施設基準チェック

【新設】 精神科充実体制加算　　　30点	
対象患者：高度かつ専門的な医療及び急性期医療を提供する十分な体制を有した上で、精神疾患を有する患者の充実した受入体制を確保している病院の入院患者	
算定要件	精神疾患を有する患者の受入れに係る充実した体制の確保につき別に厚生労働大臣が定める施設基準に適合しているものとして地方厚生局長等に届け出た保険医療機関に入院している患者については、精神科充実体制加算として、30点を更に所定点数に加算する。
施設基準	(1) 急性期の治療を要する精神疾患を有する患者等に対する診療を行うにつき充実した体制が整備されていること。
	(2) 次のいずれにも該当すること。 イ 精神科を標榜する保険医療機関であること。 ロ 精神病棟入院基本料、精神科救急急性期医療入院料、精神科急性期治療病棟入院料、精神科救急・合併症入院料、児童・思春期精神科入院医療管理料又は地域移行機能強化病棟入院料のいずれかに係る施設基準の届出を行っている保険医療機関であること。

②総合入院体制加算の見直し

Point

　総合的かつ専門的な急性期医療を適切に評価する観点から、総合入院体制加算について、手術の実績および外来を縮小する体制などを対象とする要件が見直されました。より「総合とはどういうことか」ということが具体的に示される改正になっています。

●算定点数、内容、算定要件・施設基準チェック

総合入院体制加算	
手術の実施件数の実態を踏まえ、総合入院体制加算の施設基準として年間実績を求めている手術に「人工心肺を使用しない冠動脈、大動脈バイパス移植術」を追加する。	
施設基準	精神疾患を有する患者の受入れに係る充実した体制の確保につき別に厚生労働大臣が定める施設基準に適合しているものとして地方厚生局長等に届け出た保険医療機関に入院している患者については、精神科充実体制加算として、30点を更に所定点数に加算する。
施設基準	施設基準「1 総合入院体制加算1に関する施設基準等」の「(3) 全身麻酔による手術件数が年800件以上であること。また、以下のアからカまでを全て満たしていること」のアが以下のように変更 ア 人工心肺を用いた手術及び人工心肺を使用しない冠動脈、大動脈バイパス移植術 40件／年以上 同「(4) 手術等の定義については、以下のとおりであること」のイが以下のように変更 イ 人工心肺を用いた手術及び人工心肺を使用しない冠動脈、大動脈バイパス移植術 （中略）また、人工心肺を使用しない冠動脈、大動脈バイパス移植術とは、医科点数表第2章第10部に掲げる手術のうち、区分番号「K552 - 2」に掲げる手術をいう。 ウ～キについては変更なし

	2 総合入院体制加算 2 に関する施設基準等 (2) 全身麻酔による手術件数が年 800 件以上であること。なお、併せて以下のアからカまでの全てを満たすことが望ましいものであり、少なくとも 4 つ以上を満たしていること。手術等の定義については、1 の（4）と同様である。 ア 人工心肺を用いた手術及び人工心肺を使用しない冠動脈、大動脈バイパス移植術 40 件／年以上 イ〜カについては変更なし

総合入院体制加算

総合入院体制加算の施設基準である外来を縮小する体制を確保しているものに、紹介受診重点医療機関を含むこととするとともに、実績に係る要件を見直す。

施設基準	1 総合入院体制加算 1 に関する施設基準等 (6) 外来を縮小するに当たり、ア又はイのいずれかに該当すること。 ア 次の（イ）及び（ロ）のいずれにも該当すること。 （イ）病院の初診に係る選定療養の届出を行っており、実費を徴収していること。 （ロ）地域の他の保険医療機関との連携のもとに、区分番号「B009」診療情報提供料（I）の「注 8」の加算を算定する退院患者数、転帰が治癒であり通院の必要のない患者数及び転帰が軽快であり退院後の初回外来時に次回以降の通院の必要がないと判断された患者数が、直近 1 か月間の総退院患者数（ただし、外来化学療法又は外来放射線療法に係る専門外来並びに HIV 等に係る専門外来の患者を除く）のうち、4 割以上であること。 イ 紹介受診重点医療機関（医療法第 30 条の 18 の 2 第 1 項に規定する外来機能報告対象病院等であって、同法第 30 条の 18 の 4 第 1 項第 2 号の規定に基づき、同法第 30 条の 18 の 2 第 1 項第 1 号の厚生労働省令で定める外来医療を提供する基幹的な病院として都道府県により公表されたものをいう）であること。

| 施設基準 | 施設基準「1 総合入院体制加算 1 に関する施設基準等」の「(3) 全身麻酔による手術件数が年 800 件以上であること。また、以下のアからカまでを全て満たしていること」のアが以下のように変更
ア 人工心肺を用いた手術及び人工心肺を使用しない冠動脈、大動脈バイパス移植術 40 件／年以上
同「(4) 手術等の定義については、以下のとおりであること」のイが以下のように変更
イ 人工心肺を用いた手術及び人工心肺を使用しない冠動脈、大動脈バイパス移植術
(中略) また、人工心肺を使用しない冠動脈、大動脈バイパス移植術とは、医科点数表第 2 章第 10 部に掲げる手術のうち、区分番号「K552 - 2」に掲げる手術をいう。
ウ〜キについては変更なし |

③重症度、医療・看護必要度の評価項目及び施設基準の見直し

Point

　急性期入院医療の必要性に応じた適切な評価を行う観点から、一般病棟用の重症度、医療・看護必要度について、必要度の判定を対象とする評価項目を見直すとともに、入院料について評価のあり方が見直されました。ポイントは項目はA項目のみ変更したことと、看護必要度における重症患者の基準（A2B3点以上、A3点以上、C1点以上）には言及無しという2点です。特に今まで度々指摘されていた「心電図モニター」が無くなったことで、急性期らしくない症例が集まっていたり、急性期らしくない在院日数のコントロールをしていたいわゆる「なんちゃって急性期」にとって厳しい改定になっています。

● 算定点数、内容、算定要件・施設基準チェック

具体的な見直された内容
・「点滴ライン同時3本以上の管理」の項目について、「注射薬剤3種類以上の管理」に変更する。
・「心電図モニターの管理」の項目について、評価項目から削除する。
・「輸血や血液製剤の管理」の項目の評価について、1点から2点に変更する。

● 算定点数、内容、算定要件・施設基準チェック

一般病棟用の重症度、医療・看護必要度の評価項目の見直しに伴い、入院料等の施設基準における該当患者割合の基準を見直す。

	改定後		改定前	
	一般病棟用の重症度、医療・看護必要度Iの割合	一般病棟用の重症度、医療・看護必要度IIの割合	一般病棟用の重症度、医療・看護必要度Iの割合	一般病棟用の重症度、医療・看護必要度IIの割合
急性期一般入院料1(※)	3割1分	2割8分	3割1分	2割9分
急性期一般入院料2(※)	2割7分	2割4分	2割8分	2割6分

急性期一般入院料3(※)	2割4分	2割1分	2割5分	2割3分
急性期一般入院料4(※)	2割	1割7分	2割2分	2割
急性期一般入院料5	1割7分	1割4分	2割	1割8分
急性期一般入院料6			1割8分	1割5分
7対1入院基本料（特定機能病院入院基本料（一般病棟に限る））		2割8分		2割8分
7対1入院基本料（結核病棟入院基本料）	1割	0.8割	1割1分	0.9割
7対1入院基本料（専門病院入院基本料）	3割	2割8分	3割	2割8分
看護必要度加算1	2割2分	2割	2割2分	2割
看護必要度加算2	2割	1割8分	2割	1割8分
看護必要度加算3	1割8分	1割5分	1割8分	1割5分
総合入院体制加算1	3割3分	3割	3割5分	3割3分
総合入院体制加算2	3割3分	3割	3割5分	3割3分
総合入院体制加算3	3割	2割7分	3割2分	3割
急性期看護補助体制加算	0.7割	0.6割	0.7割	0.6割
看護職員夜間配置加算	0.7割	0.6割	0.7割	0.6割
看護補助加算1	0.5割	0.4割	0.6割	0.5割
地域包括ケア病棟入院料	1割2分	0.8割	1割4分	1割1分
特定一般病棟入院料の注7	1割2分	0.8割	1割4分	1割1分

（※）許可病床数200床未満の医療機関における基準

	改定後		改定前	
	一般病棟用の重症度、医療・看護必要度Iの割合	一般病棟用の重症度、医療・看護必要度IIの割合	一般病棟用の重症度、医療・看護必要度Iの割合	一般病棟用の重症度、医療・看護必要度IIの割合
急性期一般入院料1	2割8分	2割5分		
急性期一般入院料2	2割5分	2割2分	2割6分	2割4分
急性期一般入院料3	2割2分	1割9分	2割3分	2割1分
急性期一般入院料4	1割8分	1割5分	2割	1割8分

【経過措置】

令和4年3月31日において現に次に掲げる入院料等に係る届出を行っている病棟又は病室については、令和4年9月30日までの間に限り、それぞれ当該入院料等に係る重症度、医療・看護必要度の基準を満たすものとみなす。

急性期一般入院料1〜5／7対1入院基本料（結核病棟入院基本料）／7対1入院基本料（特定機能病院入院基本料（一般病棟に限る））／7対1入院基本料（専門病院入院基本料）／看護必要度加算1〜3／総合入院体制加算1〜3／急性期看護補助体制加算／看護職員夜間配置加算／看護補助加算1／地域包括ケア病棟入院料／特定一般病棟入院料の注7

●算定点数、内容、算定要件・施設基準チェック

> 急性期一般入院基本料について、施設基準における重症度、医療・看護必要度の該当患者割合の基準を変更することに伴い、以下の入院料の評価を見直す。
> なお、令和4年3月31日時点において、急性期一般入院料6に係る届出を行っている病棟については、同年9月30日までの間、改定前の医科診療報酬点数表により急性期一般入院料6を算定可能とする。

改定後	改定前
【急性期一般入院基本料】 （削除） 急性期一般入院料6　　　1,382点	【急性期一般入院基本料】 急性期一般入院料6　　1,408点 急性期一般入院料7　　1,382点

【経過措置】

令和4年3月31日において現に急性期一般入院料6に係る届出を行っている保険医療機関の病棟における急性期一般入院料6の算定については、令和4年9月30日までの間、なおその効力を有するものとする。

④重症度、医療・看護必要度Ⅱの要件化

重症度、医療・看護必要度の測定に関する負担軽減、および測定の適正化をさらに推進する観点から、急性期一般入院料1（許可病床数200床以上）を算定する病棟について、重症度、医療・看護必要度Ⅱを用いることが要件化されました。看護必要度Ⅱが要件となる入院料の拡大は今後も広がるものと考えます。

●算定点数、内容、算定要件・施設基準チェック

許可病床数200床以上の保険医療機関において、急性期一般入院料1を算定する病棟については、重症度、医療・看護必要度Ⅱを用いて評価を行うことを要件とする。

【急性期一般入院基本料1】
［施設基準］
イ 急性期一般入院基本料の施設基準
① 通則
5 許可病床数が二百床以上の保険医療機関であって、急性期一般入院料1に係る届出を行っている病棟及び許可病床数が四百床以上の保険医療機関であって、急性期一般入院料2から5までに係る届出を行っている病棟については、一般病棟用の重症度、医療・看護必要度Ⅱを用いて評価を行うこと。
【経過措置】
七 令和四年三月三十一日において現に急性期一般入院料1に係る届出を行っている病棟（許可病床数が二百床以上四百床未満の保険医療機関に限る）については、同年十二月三十一日までの間に限り、第五の二の（1）のイの①の5に該当するものとみなす。

⑤早期離床・リハビリテーション加算の見直し

> **Point**
>
> 　特定集中治療室以外の治療室においても、患者の入室後に、早期から離床に向けたリハビリテーションなどの総合的な取組を行っている実態とその効果を踏まえ、早期離床・リハビリテーション加算の対象となる治療室が見直されました。高度急性期で治療中のため、疾患別リハで単位数多くリハビリが行えなくとも早期にリハビリは初めておいた方が良いに越したことはありません。当加算は届出制のため、届出を行うことで施設基準として掲示されるため、病院として早期からのリハビリに力を注いでいることを示すことが出来ます。

● 算定点数、内容、算定要件・施設基準チェック

早期離床・リハビリテーション加算の算定対象に、救命救急入院料、ハイケアユニット入院医療管理料、脳卒中ケアユニット入院医療管理料及び小児特定集中治療室管理料を算定する治療室を加え	
【新設】 救命救急入院料	
算定要件	注8 別に厚生労働大臣が定める施設基準に適合しているものとして地方厚生局長等に届け出た病室に入院している患者に対して、入室後早期から離床等に必要な治療を行った場合に、早期離床・リハビリテーション加算として、入室した日から起算して14日を限度として500点を所定点数に加算する。この場合において、同一日に心大血管疾患リハビリテーション料、脳血管疾患等リハビリテーション料、廃用症候群リハビリテーション料、運動器リハビリテーション料、掲げる呼吸器リハビリテーション料、障害児（者）リハビリテーション料及び掲げるがん患者リハビリテーション料は、算定できない。
施設基準	(7) 救命救急入院料の注8に規定する厚生労働大臣が定める施設基準 イ 早期の離床を目的とした取組を行うにつき十分な体制が整備されていること。 ロ 心大血管疾患リハビリテーション料、脳血管疾患等リハビリテーション料又は呼吸器リハビリテーション料に係る届出を行っている保険医療機関であること。

【新設】ハイケアユニット入院医療管理料	
算定要件	注3 別に厚生労働大臣が定める施設基準に適合しているものとして地方厚生局長等に届け出た病室に入院している患者に対して、入室後早期から離床等に必要な治療を行った場合に、早期離床・リハビリテーション加算として、入室した日から起算して14日を限度として500点を所定点数に加算する。この場合において、同一日に心大血管疾患リハビリテーション料、脳血管疾患等リハビリテーション料、廃用症候群リハビリテーション料、運動器リハビリテーション料、呼吸器リハビリテーション料、障害児（者）リハビリテーション料及びがん患者リハビリテーション料は、算定できない。
施設基準	(3) ハイケアユニット入院医療管理料の注3に規定する厚生労働大臣が定める施設基準 イ 早期の離床を目的とした取組を行うにつき十分な体制が整備されていること。 ロ 心大血管リハビリテーション料、脳血管疾患等リハビリテーション料又は呼吸器リハビリテーション料に係る届出を行っている保険医療機関であること。
【新設】脳卒中ケアユニット入院医療管理料	
算定要件	注3 別に厚生労働大臣が定める施設基準に適合しているものとして地方厚生局長等に届け出た病室に入院している患者に対して、入室後早期から離床等に必要な治療を行った場合に、早期離床・リハビリテーション加算として、入室した日から起算して14日を限度として500点を所定点数に加算する。この場合において、同一日に心大血管疾患リハビリテーション料、脳血管疾患等リハビリテーション料、廃用症候群リハビリテーション料、運動器リハビリテーション料、呼吸器リハビリテーション料、障害児（者）リハビリテーション料及びがん患者リハビリテーション料は、算定できない。

施設基準	(10) 脳卒中ケアユニット入院医療管理料の注3に規定する厚生労働大臣が定める施設基準 イ 早期の離床を目的とした取組を行うにつき十分な体制が整備されていること。 ロ 心大血管リハビリテーション料、脳血管疾患等リハビリテーション料又は呼吸器リハビリテーション料に係る届出を行っている保険医療機関であること。

【新設】小児特定集中治療室管理料

算定要件	注3別に厚生労働大臣が定める施設基準に適合しているものとして地方厚生局長等に届け出た病室に入院している患者に対して、入室後早期から離床等に必要な治療を行った場合に、早期離床・リハビリテーション加算として、入室した日から起算して14日を限度として500点を所定点数に加算する。この場合において、同一日に心大血管疾患リハビリテーション料、脳血管疾患等リハビリテーション料、廃用症候群リハビリテーション料、運動器リハビリテーション料、呼吸器リハビリテーション料、障害児（者）リハビリテーション料及びがん患者リハビリテーション料は、算定できない。
施設基準	(6) 小児特定集中治療室管理料の注3に規定する厚生労働大臣が定める施設基準 イ 早期の離床を目的とした取組を行うにつき十分な体制が整備されていること。 ロ 心大血管リハビリテーション料、脳血管疾患等リハビリテーション料又は呼吸器リハビリテーション料に係る届出を行っている保険医療機関であること。

⑥早期離床・リハビリテーション加算における職種要件の見直し

Point

　特定集中治療室等に入室した患者に対して、早期から離床に必要な取組を行うことをさらに推進する観点から、早期離床・リハビリテーション加算における職種要件が見直されました（言語聴覚士の追加）。言うまでもなく、言語聴覚士は栄養管理に関しても重要な役割を果たす職種です。摂食機能療法の加算（摂食嚥下機能回復体制加算）でも言語聴覚士の重要性が示されており、今後も注目の職種と言えます。

●算定点数、内容、算定要件・施設基準チェック

入室後早期から実施する離床に向けた取組をさらに推進するため、早期離床・リハビリテーションに関わる職種に言語聴覚士を追加する。
早期離床・リハビリテーション加算

算定要件	(4)「注4」に掲げる早期離床・リハビリテーション加算は、特定集中治療室に入室した患者に対し、患者に関わる医師、看護師、理学療法士、作業療法士、言語聴覚士又は臨床工学技士等の多職種と早期離床・リハビリテーションに係るチーム（以下「早期離床・リハビリテーションチーム」という）による以下のような総合的な離床の取組を行った場合の評価である。 アについては変更なし イ 当該患者を診療する医師、看護師、理学療法士、作業療法士、言語聴覚士又は臨床工学技士等が、早期離床・リハビリテーションチームと連携し、当該患者が特定集中治療室に入室後48時間以内に、当該計画に基づく早期離床の取組を開始する。 ウ〜エについては変更なし

施設基準	6 特定集中治療室管理料の「注4」に掲げる早期離床・リハビリテーション加算の施設基準 (1) 当該治療室内に、以下から構成される早期離床・リハビリテーションに係るチームが設置されていること。 ア〜イ については変更なし ウ 急性期医療を提供する保険医療機関において5年以上従事した経験を有する専任の常勤理学療法士、専任の常勤作業療法士又は専任の常勤言語聴覚士 (2) 〜 (5) については変更なし (6) (1) のウに掲げる専任の常勤理学療法士、専任の常勤作業療法士又は専任の常勤言語聴覚士は、救命救急入院料、特定集中治療室管理料、ハイケアユニット入院医療管理料又は脳卒中ケアユニット入院医療管理料を届け出た病棟（以下「特定集中治療室等」という）を有する保険医療機関で5年以上の経験を有すること。ただし、特定集中治療室等を有する保険医療機関での経験が5年に満たない場合は、回復期リハビリテーション病棟に専従で勤務した経験とあわせて5年以上であっても差し支えない。

⑦早期栄養介入管理加算の見直し

Point

　患者の早期離床および在宅復帰を推進する観点から、早期栄養介入管理加算の対象となる治療室および評価の在り方が見直されました。専任要件となっている管理栄養士は、先に示した言語聴覚士と並んで栄養管理に関して重要な役割を果たす職種です。今は高度急性期に対する評価となっていますが、次回以降の改定を見据えて、全国的に医療機関における管理栄養士の獲得が少しずつ進んでいる印象があります。

● 算定点数、内容、算定要件・施設基準チェック

1．入院患者に対する入室後早期の栄養管理について、経腸栄養の開始の有無に応じた評価に見直す。	
特定集中治療室管理料	
算定要件	注5別に厚生労働大臣が定める施設基準に適合しているものとして地方厚生局長等に届け出た病室に入院している患者に対して、入室後早期から必要な栄養管理を行った場合に、早期栄養介入管理加算として、入室した日から起算して7日を限度として250点（入室後早期から経腸栄養を開始した場合は、当該開始日以降は400点）を所定点数に加算する。ただし、入院栄養食事指導料は別に算定できない。
施設基準	（6）特定集中治療室管理料の注5に規定する厚生労働大臣が定める施設基準 イについては変更なし 【新設】ロ 当該治療室において早期から栄養管理を行うにつき十分な体制が整備されていること。

2. 救命救急入院料、ハイケアユニット入院医療管理料、脳卒中ケアユニット入院医療管理料又は小児特定集中治療室管理料を算定する病室について、早期栄養介入管理加算を算定可能とする。

救命救急入院料	
算定要件	【新設】注9別に厚生労働大臣が定める施設基準に適合しているものとして地方厚生局長等に届け出た病室に入院している患者に対して、入室後早期から必要な栄養管理を行った場合に、早期栄養介入管理加算として、入室した日から起算して7日を限度として250点（入室後早期から経腸栄養を開始した場合においては、当該開始日から400点）を所定点数に加算 する。ただし、入院栄養食事指導料は別に算定できない。
施設基準	【新設】(8) 救命救急入院料の注9に規定する厚生労働大臣が定める施設基準 イ 当該治療室内に集中治療室における栄養管理に関する十分な経験を有する専任の管理栄養士が配置されていること。 ロ 当該治療室において早期から栄養管理を行うにつき十分な体制が整備されていること。

ハイケアユニット入院医療管理料	
算定要件	【新設】注4別に厚生労働大臣が定める施設基準に適合しているものとして地方厚生局長等に届け出た病室に入院している患者に対して、入室後早期から必要な栄養管理を行った場合に、早期栄養介入管理加算として、入室した日から起算して7日を限度として250点（入室後早期から経腸栄養を開始した場合においては、当該開始日から400点）を所定点数に加算する。ただし、入院栄養食事指導料は別に算定できない。
施設基準	【新設】(3) ハイケアユニット入院医療管理料の注4に規定する厚生労働大臣が定める施設基準 イ 当該治療室内に集中治療室における栄養管理に関する十分な経験を有する専任の管理栄養士が配置されていること。 ロ 当該治療室において早期から栄養管理を行うにつき十分な体制が整備されていること。

脳卒中ケアユニット入院医療管理料

算定要件	【新設】注4別に厚生労働大臣が定める施設基準に適合しているものとして地方厚生局長等に届け出た病院に入院している患者に対して、入室後早期から必要な栄養管理を行った場合に、早期栄養介入管理加算として、入室した日から起算して7日を限度として250点（入室後早期から経腸栄養を開始した場合においては、当該開始日から400点）を所定点数に加算する。ただし、入院栄養食事指導料は別に算定できない。
施設基準	【新設】(10)脳卒中ケアユニット入院医療管理料の注4に規定する厚生労働大臣が定める施設基準 イ 当該治療室内に集中治療室における栄養管理に関する十分な経験を有する専任の管理栄養士が配置されていること。 ロ 当該治療室において早期から栄養管理を行うにつき十分な体制が整備されていること。

小児特定集中治療室管理料

算定要件	【新設】注4別に厚生労働大臣が定める施設基準に適合しているものとして地方厚生局長等に届け出た病室に入院している患者に対して、入室後早期から必要な栄養管理を行った場合に、早期栄養介入管理加算として、入室した日から起算して7日を限度として250点（入室後早期から経腸栄養を開始した場合においては、当該開始日から400点）を所定点数に加算する。ただし、入院栄養食事指導料は別に算定できない。
施設基準	(6)小児特定集中治療室管理料の注4に規定する厚生労働大臣が定める施設基準 イ 当該治療室内に集中治療室における栄養管理に関する十分な経験を有する専任の管理栄養士が配置されていること。 ロ 当該治療室において早期から栄養管理を行うにつき十分な体制が整備されていること。

⑧重症度、医療・看護必要度の評価項目および判定基準の見直し

　高度急性期の入院医療の必要性に応じた適切な評価を行う観点から、特定集中治療室用の重症度、医療・看護必要度について、必要度の判定の対象となる評価項目および判定基準を見直すとともに、レセプト電算処理システム用コードを用いた評価が導入されました。

●算定点数、内容、算定要件・施設基準チェック

特定集中治療室用の重症度、医療・看護必要度について、以下のとおり見直す。
1.「心電図モニターの管理」の項目について、患者の9割以上が該当している実態を踏まえ、評価指標から当該項目を廃止するとともに判定基準を見直す。
2.「B患者の状況等」の項目（以下「B項目」という。）について、入院患者の状態に応じた適切な評価の実施及び医療従事者の業務負担軽減を推進する観点から、評価指標から当該項目を廃止するとともに判定基準を見直す。
3.特定集中治療室用の重症度、医療・看護必要度について、レセプト電算処理システム用コードを用いた評価を導入する。なお、特定集中治療室用の重症度、医療・看護必要度IIを用いて評価する場合の患者割合の基準を見直す。

	特定集中治療室用の重症度、医療・看護必要度Iの割合	特定集中治療室用の重症度、医療・看護必要度IIの割合
救命救急入院料2	8割	7割
救命救急入院料4	8割	7割
特定集中治療室管理料1	8割	7割
特定集中治療室管理料2	8割	7割
特定集中治療室管理料3	7割	6割
特定集中治療室管理料4	7割	6割

【経過措置】
令和 4 年 3 月 31 日時点で特定集中治療室管理料の届出を行っている病棟にあっては、令和 4 年 9 月 30 日までの間に限り、令和 4 年度改定前の「基本診療料の施設基準等及びその届出に関する手続きの取扱いについて」（令和 2 年 3 月 5 日保医発 0305 第 2 号）の別添 6 の別紙 17 の特定集中治療室用の重症度、医療・看護必要度に係る評価票を用いて評価をしても差し支えないこと。

⑨地域包括ケア病棟入院料の評価体系の見直し

Point

　地域包括ケア病棟に求められる役割に応じた医療の提供を推進する観点から、地域包括ケア病棟入院料の評価体系および要件が見直されました。特に 200 床以上のケアミックス病院にとって、入退院支援の体制やベッドコントロールの根本を見直さなければ減算により収入が下がるという行動変容を求める内容になっています。反対に、初期加算の見直しなどで入院経路を見直すことや対象となる疾患を見直すによって収入を戦略的に上げることも出来る改正とも言えます。

●算定点数、内容、算定要件・施設基準チェック

地域包括ケア病棟入院料及び地域包括ケア入院医療管理料の評価体系及び要件を以下のとおり見直す。

1. 地域包括ケア病棟入院料における在宅復帰率の要件について、以下のとおり見直す。

(1) 地域包括ケア病棟入院料 1 及び 2 並びに地域包括ケア入院医療管理料 1 及び 2 における在宅復帰率の要件について、7 割以上から 7 割 2 分 5 厘以上に変更する。

(2) 地域包括ケア病棟入院料 3 及び 4 並びに地域包括ケア入院医療管理料 3 及び 4 について、在宅復帰率が 7 割以上であることを要件に追加するとともに、当該要件を満たしていない場合は、所定点数の 100 分の 90 に相当する点数を算定することとする。

地域包括ケア病棟入院料	
算定要件	【新設】注 10 注 1 に規定する地域包括ケア病棟入院料 3、地域包括ケア入院医療管理料 3、地域包括ケア病棟入院料 4 又は地域包括ケア入院医療管理料 4 の施設基準のうち別に厚生労働大臣が定めるもののみに適合しなくなったものとして地方厚生局長等に届け出た場合に限り、当該病棟又は病室に入院している患者については、それぞれの所定点数の 100 分の 90 に相当する点数を算定する。

施設基準	(2) 地域包括ケア病棟入院料 1 の施設基準 ロ 当該病棟において、退院患者に占める、在宅等に退院するものの割合が七割二分五厘以上であること。 （改定前は七割以上） (3) 地域包括ケア入院医療管理料 1 の施設基準 イ 当該病室において、退院患者に占める、在宅等に退院するものの割合が七割二分五厘以上であること。 （改定前は七割以上） ※ 地域包括ケア病棟入院料 2 及び地域包括ケア入院医療管理料 2 についても同様。
施設基準	(6) 地域包括ケア病棟入院料 3 の施設基準 イ（2）のハからトまでを満たすものであること。 【新設】ロ 当該病棟において、退院患者に占める、在宅等に退院するものの割合が七割以上であること。
	(7) 地域包括ケア入院医療管理料 3 の施設基準 【新設】ハ 当該病室において、退院患者に占める、在宅等に退院するものの割合が七割以上であること。
	(8) 地域包括ケア病棟入院料 4 の施設基準 【新設】ホ（6）のロを満たすものであること。
	(9) 地域包括ケア入院医療管理料 4 の施設基準 イ（2）のヘ及び（3）のホを満たすものであること。 【新設】ハ（7）のハを満たすものであること。
	【新設】（20）地域包括ケア病棟入院料の注 10 に規定する別に厚生労働大臣が定めるもの （6）のロ若しくは（8）のホ又は（7）のハ若しくは（9）のハの基準
経過措置	【新設】二十三 令和四年三月三十一日において現に地域包括ケア病棟入院料に係る届出を行っている病棟又は病室については、同年九月三十日までの間に限り、第九の十一の二の（2）のロ、（3）のイ、（4）のロ（（2）のロに限る）、（5）（（3）のイに限る）、（6）のロ、（7）のハ、（8）のホ及び（9）のハに該当するものとみなす。

2. 地域包括ケア病棟入院料 2 及び 4 における自院の一般病棟から転棟した患者割合に係る要件について、許可病床数が 200 床以上 400 床未満の医療機関についても要件化するとともに、当該要件を満たしていない場合は、所定点数の 100 分の 85 に相当する点数を算定することとする。

地域包括ケア病棟入院料

算定要件	注 9 注 1 に規定する地域包括ケア病棟入院料 2 又は地域包括ケア病棟入院料 4 の施設基準のうち別に厚生労働大臣の定めるもののみに適合しなくなったものとして地方厚生局長等に届け出た場合に限り、当該病棟に入院している患者については、それぞれの所定点数の 100 分の 85 に相当する点数を算定する。
施設基準	(4) 地域包括ケア病棟入院料 2 の施設基準 【新設】二 当該病棟（許可病床数が二百床以上の保険医療機関に限る。）において、入院患者に占める、当該保険医療機関の一般病棟から転棟したものの割合が六割未満であること。
	(8) 地域包括ケア病棟入院料 4 の施設基準 【新設】ニ (4) の二を満たすものであること。
	(20) 地域包括ケア病棟入院料の注 9 に規定する別に厚生労働大臣が定めるもの (4) の二又は (8) のニの基準
経過措置	二十七 令和四年三月三十一日において現に地域包括ケア病棟入院料に係る届出を行っている病棟を有する保険医療機関（許可病床数が二百床以上四百床未満のものに限る）については、同年九月三十日までの間に限り、第九の十一の二の (4) の二及び (8) のニに該当するものとみなす。

2. 地域包括ケア病棟入院料 2 及び 4 における自院の一般病棟から転棟した患者割合に係る要件について、許可病床数が 200 床以上 400 床未満の医療機関についても要件化するとともに、当該要件を満たしていない場合は、所定点数の 100 分の 85 に相当する点数を算定することとする。	
算定要件	**注 9 注 1 に規定する**地域包括ケア病棟入院料 2 又は地域包括ケア病棟入院料 4 の施設基準のうち別に厚生労働大臣の定めるもののみに適合しなくなったものとして地方厚生局長等に届け出た場合に限り、当該病棟に入院している患者については、それぞれの所定点数の 100 分の 85 に相当する点数を算定する。
施設基準	**(4) 地域包括ケア病棟入院料 2 の施設基準** 【新設】二 当該病棟（許可病床数が二百床以上の保険医療機関に限る。）において、入院患者に占める、当該保険医療機関の一般病棟から転棟したものの割合が六割未満であること。
	(8) 地域包括ケア病棟入院料 4 の施設基準 【新設】二 (4) の二を満たすものであること。
	(20) 地域包括ケア病棟入院料の注 9 に規定する別に厚生労働大臣が定めるもの (4) の二又は (8) の二の基準
経過措置	二十七 令和四年三月三十一日において現に地域包括ケア病棟入院料に係る届出を行っている病棟を有する保険医療機関（許可病床数が二百床以上四百床未満のものに限る）については、同年九月三十日までの間に限り、第九の十一の二の (4) の二及び (8) の二に該当するものとみなす。

3. 地域包括ケア病棟入院料における自宅等から入院した患者割合及び在宅医療等の実績要件について、以下のとおり見直す。

（1）地域包括ケア病棟入院料1及び3並びに地域包括ケア入院医療管理料1及び3における自宅等から入院した患者割合の要件について、1割5分以上から2割以上に変更するとともに、自宅等からの緊急の入院患者の3月の受入れ人数について、6人以上から9人以上に変更する。また、地域包括ケア入院医療管理料1及び3における病床数が10床未満の病室に係る自宅等から入院した患者数の要件ついて、3月で6人以上から8人以上に変更する。

（2）地域包括ケア病棟入院料2及び4並びに地域包括ケア入院医療管理料2及び4の要件に、以下のいずれか1つ以上を満たすことを追加する。

ア 自宅等から入棟した患者割合が2割以上であること

イ 自宅等からの緊急患者の受入れが3月で9人以上であること

ウ 在宅医療等の実績を1つ以上有すること

また、当該要件を満たしていない場合は、所定点数の100分の90に相当する点数を算定することとする。

（3）在宅医療等の実績における退院時共同指導料2の算定回数の実績の要件について、外来在宅共同指導料1の実績を用いてもよいこととする。

地域包括ケア病棟入院料	
算定要件	【新設】注11注1に規定する地域包括ケア病棟入院料2、地域包括ケア入院医療管理料2、地域包括ケア病棟入院料4又は地域包括ケア入院医療管理料4の施設基準のうち別に厚生労働大臣の定めるもののみに適合しなくなったものとして地方厚生局長等に届け出た場合に限り、当該病棟又は病室に入院している患者については、それぞれの所定点数の100分の90に相当する点数を算定する。

施設基準	（2）地域包括ケア病棟入院料 1 の施設基準 ハ 当該病棟において、入院患者に占める、自宅等から入院したものの割合が二割以上であること。（改定前は一割五分） ニ 当該病棟における自宅等からの緊急の入院患者の受入れ人数が、前三月間において九人以上であること。（改定前は六人） ホ 次のいずれか二つ以上を満たしていること。 ②〜⑤ については変更なし ⑥ 退院時共同指導料 2 及び外来在宅共同指導料 1 を前三月間において六回以上算定している保険医療機関であること。 ※ 地域包括ケア病棟入院料 3 についても同様。
	（3）地域包括ケア病棟入院医療管理料 1 の施設基準 ロ 当該病室において、入院患者に占める、自宅等から入院したものの割合が二割以上であること。ただし、当該病室における病床数が十未満のものにあっては、前三月間において、自宅等から入院した患者が八以上であること。（改定前は、それぞれ一割五分、六） ハ 当該病室における自宅等からの緊急の入院患者の受入れ人数が、前三月間において九人以上であること。（改定前は六人） ニ（2）のイ、ホ及びへを満たすものであること。 ※ 地域包括ケア入院医療管理料 3 についても同様。

（4）地域包括ケア病棟入院料 2 の施設基準

【新設】ハ 次のいずれか 1 つ以上を満たしていること。

① 当該病棟において、入院患者に占める、自宅等から入院したものの割合が二割以上であること。

② 当該病棟における自宅等からの緊急の入院患者の受入れ人数が、前三月間において九人以上であること。

③ 在宅患者訪問診療料（Ⅰ）及び在宅患者訪問診療料（Ⅱ）を前三月間において三十回以上算定している保険医療機関であること。

④ 在宅患者訪問看護・指導料、同一建物居住者訪問看護・指導料、精神科訪問看護・指導料（Ⅰ）及び精神科訪問看護・指導料（Ⅲ）を前三月間において六十回以上算定している保険医療機関であること。

⑤ 訪問看護療養費に係る指定訪問看護の費用の額の算定方法に規定する訪問看護基本療養費及び精神科訪問看護基本療養費を前三月間において三百回以上算定している訪問看護ステーションが当該保険医療機関に併設されていること。

⑥ 在宅患者訪問リハビテーション指導管理料を前三月間において三十回以上算定している保険医療機関であること。

⑦ 介護保険法第八条第二項に規定する訪問介護、同条第四項に規定する訪問看護、同条第五項に規定する訪問リハビリテーション、同法第八条の二第三項に規定する介護予防訪問看護又は同条第四項に規定する介護予防訪問リハビリテーションの提供実績を有している施設が当該保険医療機関に併設されていること。

⑧ 退院時共同指導料 2 及び外来在宅共同指導料 1 を前三月間において六回以上算定している保険医療機関であること。

（5）地域包括ケア入院医療管理料 2 の施設基準
イ（2）のイ及びヘ並びに（3）のイ及びホを満たすものであること。
【新設】ロ 次のいずれか 1 つ以上を満たしていること。ただし、当該病室における病床数が十未満のものにあっては、前三月間において、自宅等から入院した患者が八以上であること。
① 当該病室において、入院患者に占める、自宅等から入院したものの割合が二割以上であること。
② 当該病室における自宅等からの緊急の入院患者の受入れ人数が、前三月間において九人以上であること。
③ 在宅患者訪問診療料（Ⅰ）及び在宅患者訪問診療料（Ⅱ）を前三月間において三十回以上算定している保険医療機関であること。
④ 在宅患者訪問看護・指導料、同一建物居住者訪問看護・指導料、精神科訪問看護・指導料（Ⅰ）及び精神科訪問看護・指導料（Ⅲ）を前三月間において六十回以上算定している保険医療機関であること。
⑤ 訪問看護療養費に係る指定訪問看護の費用の額の算定方法に規定する訪問看護基本療養費及び精神科訪問看護基本療養費を前三月間において三百回以上算定している訪問看護ステーションが当該保険医療機関に併設されていること。
⑥ 在宅患者訪問リハビテーション指導管理料を前三月間において三十回以上算定している保険医療機関であること。
⑦ 介護保険法第八条第二項に規定する訪問介護、同条第四項に規定する訪問看護、同条第五項に規定する訪問リハビリテーション、同法第八条の二第三項に規定する介護予防訪問看護又は同条第四項に規定する介護予防訪問リハビリテーションの提供実績を有している施設が当該保険医療機関に併設されていること。
⑧ 退院時共同指導料 2 及び外来在宅共同指導料 1 を前三月間において六回以上算定している保険医療機関であること。

（8）地域包括ケア病棟入院料 4 の施設基準
【新設】ハ（4）のハを満たすものであること。

（9）地域包括ケア入院医療管理料 4 の施設基準
イ については変更なし
【新設】ロ（5）のロを満たすものであること。

	【新設】（21）地域包括ケア病棟入院料の注11に規定する別に厚生労働大臣が定めるもの （4）のハ、（5）のロ、（8）のハ又は（9）のロの基準
経過措置	二十三 令和四年三月三十一日において現に地域包括ケア病棟入院料又は地域包括ケア入院医療管理料に係る届出を行っている病棟又は病室については、同年九月三十日までの間に限り、それぞれ第九の十一の二の（2）のハ及びニ、（3）のロ及びハ、（4）のハ、（5）のロ、（6）のイ（（2）のハ及びニに限る）、（7）のロ（（3）のロ及びハに限る）、（8）のハ又は（9）のロに該当するものとみなす。

4.　地域包括ケア病棟入院料1若しくは2又は地域包括ケア入院医療管理料1若しくは2を算定する病棟又は病室を有する保険医療機関であって、許可病床数が100床以上のものについて、入退院支援加算1に係る届出を行っていない場合は、所定点数の100分の90に相当する点数を算定することとする。

地域包括ケア病棟入院料

算定要件	【新設】注12 別に厚生労働大臣の定める保険医療機関において、地域包括ケア病棟入院料1、地域包括ケア入院医療管理料1、地域包括ケア病棟入院料2又は地域包括ケア入院医療管理料2を算定する病棟 又は病室に入院している患者については、それぞれの所定点数の100分の90に相当する点数を算定する。
施設基準	【新設】（22）地域包括ケア病棟入院料の注12に規定する別に厚生労働大臣が定める保険医療機関 入退院支援加算1に係る届出を行っていない保険医療機関（許可病床数が百床以上のものに限る）。
経過措置	【新設】令和四年三月三十一日において現に地域包括ケア病棟入院料1若しくは地域包括ケア入院医療管理料1又は地域包括ケア病棟入院料2若しくは地域包括ケア入院医療管理料2に係る届出を行っている病棟又は病室については、同年九月三十日までの間に限り、基本診療料の施設基準第九の十一の二の（22）の規定にかかわらず、なお従前の例によることができる。

5. 一般病床において地域包括ケア病棟入院料又は地域包括ケア入院医療管理料を算定する場合については、第二次救急医療機関であること又は救急病院等を定める省令に基づき認定された救急病院であることを要件とする。ただし、200 床未満の保険医療機関については、当該保険医療機関に救急外来を有していること又は 24 時間の救急医療提供を行っていることで要件を満たすこととする。

地域包括ケア病棟入院料	
施設基準	**1 地域包括ケア病棟入院料の施設基準** （10）次のいずれかの基準を満たしていること。なお、一般病床において、地域包括ケア病棟入院料又は地域包括ケア入院医療管理料を算定する場合にあっては、ア、イ又はオのいずれか及びウ又はエの基準を満たしていること。ただし、許可病床数が 200 床未満の保険医療機関の一般病床において、地域包括ケア病棟入院料又は地域包括ケア入院医療管理料を算定する場合にあっては、ウ又はエについては、当該保険医療機関内に救急外来を有していること又は 24 時間の救急患者を受け入れていることにより当該基準を満たすものとみなすものであること。なお、令和 4 年 3 月 31 日において現に地域包括ケア病棟入院料又は地域包括ケア入院医療管理料の届出を行っている病棟又は病室については、令和 5 年 3 月 31 日までの間の限り、なお従前の例による。 **ア〜オ については変更なし**

6. 急性期患者支援病床初期加算及び在宅患者支援病床初期加算について、評価を見直す	
地域包括ケア病棟入院料	
算定要件	注5 当該病棟又は病室に入院している患者のうち、急性期医療を担う他の保険医療機関の一般病棟 から転院した患者又は当該保険医療機関（急性期医療を担う保険医療機関に限る）の一般病棟から転棟した患者については、急性期患者支援病床初期加算として、介護老人保健施設、介護医療院、特別養護老人ホーム、軽費老人ホーム、有料老人ホーム等又は自宅から入院した患者については、治療方針に関する患者又はその家族の意思決定に対する支援を行った場合に、在宅患者支援病床初期加算として、転棟若しくは転院又は入院した日から起算して14日を限度として、次に掲げる点数をそれぞれ1日につき所定点数に加算する。 【新設】イ 急性期患者支援病床初期加算 （1）許可病床数が400床以上の保険医療機関の場合 ① 他の保険医療機関（当該保険医療機関と特別の関係にあるものを除く）の一般病棟から転棟した患者の場合 150点 ②①の患者以外の患者の場合 50点 （2）許可病床数400床未満の保険医療機関 ① 他の保険医療機関（当該保険医療機関と特別の関係にあるものを除く）の一般病棟から転棟した患者の場合 250点 ②①の患者以外の患者の場合 125点 【新設】ロ 在宅患者支援病床初期加算 ① 介護老人保健施設から入院した患者の場合 500点 ② 介護医療院、特別養護老人ホーム、軽費老人ホーム、有料老人ホーム等又は自宅から入院した患者の場合 400点

⑩地域包括ケア病棟入院料の見直し

Point

　地域包括ケア病棟について、一般病床及び療養病床の入院患者の特性の違いを踏まえ、地域包括ケア病棟入院料の評価体系および要件が見直されました。3つの要件（自宅等からの入院6割以上、自宅等からの緊急入院3か月で30人以上、救急医療の提供体制）のいずれかが無ければ減算になります。多くの病院で問題になる要件ではないと思いますが、療養病床だとしても地ケアとしての役割（特に救急医療の必要性）が明確に示されたことに意味のある見直しだと考えます。

●算定点数、内容、算定要件・施設基準チェック

地域包括ケア病棟入院料・入院医療管理料を算定する病棟又は病室に係る病床が療養病床である場合には、所定点数の100分の95に相当する点数を算定することとする。ただし、当該病棟又は病室について、自宅等からの入院患者の受入れが6割以上である場合、自宅等からの緊急の入院患者の受入実績が前三月で30人以上である場合又は救急医療を行うにつき必要な体制が届出を行う保険医療機関において整備されている場合においては、所定点数（100分の100）を算定する。

地域包括ケア病棟入院料	
算定要件	注1 1、3、5及び7については、別に厚生労働大臣が定める施設基準に適合しているものとして地方厚生局長等に届け出た病棟を有する保険医療機関において、当該届出に係る病棟に入院している患者について、2、4、6及び8については、別に厚生労働大臣が定める施設基準に適合しているものとして地方厚生局長等に届け出た病室を有する保険医療機関において、当該届出に係る病室に入院している患者について、当該病棟又は病室に入院した日から起算して60日を限度としてそれぞれ所定点数（当該病棟又は病室に係る病床が療養病床である場合にあっては、別に厚生労働大臣が定める場合を除き、所定点数の100分の95に相当する点数）を算定する。 （中略）
施設基準	【新設】（10）地域包括ケア病棟入院料の注1に規定する別に厚生労働大臣が定める場合 次のいずれかに該当する場合であること。 イ 当該病棟又は病室において、入院患者に占める、自宅等から入院したものの割合が六割以上であること。 ロ 当該病棟又は病室における自宅等からの緊急の入院患者の受入れ人数が、前三月間において三十人以上であること。 ハ 救急医療を行うにつき必要な体制が整備されていること。
経過措置	【新設】二十一 令和四年三月三十一日において現に地域包括ケア病棟入院料に係る届出を行っている場合であって、当該病棟又は病室に係る病床が療養病床である場合には、同年九月三十日までの間に限り、当該病棟又は病室については、第九の十一の二の（10）に該当するものとみなす。

⑪回復期リハビリテーション病棟入院料の評価体系 および要件の見直し

Point

　重症患者に対する効率的・効果的なリハビリテーションの提供をさらに推進する観点から、回復期リハビリテーション病棟入院料の評価体系が見直されました。特に病棟管理を行う看護師の皆さまにとって注目していただきたいのは重症患者割合の基準変更についてです。今までの改定では回復の程度を表す実績指数が見直されてきましたが、今回の改定は入棟時の状態が重症である患者さんの割合が増え、基準が厳しくなっています。つまり、今まで以上に急性期から脱したら早期に回復期リハビリテーション病棟へ入棟する体制が必要です。

●算定点数、内容、算定要件・施設基準チェック

1. 回復期リハビリテーション病棟に入院する患者のリハビリテーションに係る効果の実態を踏まえ、回復期リハビリテーション病棟入院料の評価の在り方について、以下のとおり見直す。
（1）回復期リハビリテーション病棟入院料5を廃止し、現行の回復期リハビリテーション病棟入院料6を新たな回復期リハビリテーション病棟入院料5として位置付ける。ただし、令和4年3月31日時点において、回復期リハビリテーション病棟入院料5又は6の届出を行っている病棟については、令和5年3月31日までの間、改定前の医科診療報酬点数表により回復期リハビリテーション病棟入院料5又は6を算定できることとする。
（2）新たに改定後の回復期リハビリテーション病棟入院料5を算定する場合は、算定を開始した日から2年間に限り、回復期リハビリテーション病棟入院料5を算定することができることとする。

回復期リハビリテーション病棟入院料

5 回復期リハビリテーション病棟入院料5　1,678点
（生活療養を受ける場合にあっては、1,664点）
※改定前の入院料5が削除され、入院料6を5に繰り上げ

算定要件	注2 回復期リハビリテーション病棟入院料を算定する患者（回復期リハビリテーション病棟入院料 3、回復期リハビリテーション病棟入院料4 又は回復期リハビリテーション病棟入院料5を現に算定している患者に限る）が入院する保険医療機関について、別に厚生労働大臣が定める施設基準を満たす場合（注1のただし書に規定する場合を除く）は、休日リハビリテーション提供体制加算として、患者1人につき1日につき60点を所定点数に加算する。 【新設】55については、算定を開始した日から起算して二十四月（回復期リハビリテーション病棟入院料 1、回復期リハビリテーション病棟入院料2、回復期リハビリテーション病棟入院料3又は回復期リハビリテーション病棟入院料4を算定していた病棟にあっては、十二月）に限り算定する。
経過措置	令和四年三月三十一日において現に改正前の診療報酬の回復期リハビリテーション病棟入院料のうち回復期リハビリテーション病棟入院料5又は回復期リハビリテーション病棟入院料6に係る届出を行っている保険医療機関の病棟における回復期リハビリテーション病棟入院料5又は回復期リハビリテーション病棟入院料6の算定については、令和五年三月三十一日までの間、なおその効力を有するものとする。 ※ 回復期リハビリテーション病棟入院料5又は回復期リハビリテーション病棟入院料6を算定していた病棟が改正後の診療報酬の算定方法により回復期リハビリテーション病棟入院料5を算定する場合は、1年間に限り算定することができることとする。
施設基準	**(6) 回復期リハビリテーション病棟入院料5の施設基準** データ提出加算に係る届出を行っている保険医療機関であること。
経過措置	令和四年三月三十一日において現に回復期リハビリテーション病棟入院料5又は回復期リハビリテーション病棟入院料6に係る届出を行っている保険医療機関の病棟については、令和五年三月三十一日までの間に限り、改正後の基本診療料の施設基準等第九の十の規定にかかわらず、なお従前の例によることができる。

2. 回復期リハビリテーション病棟入院料 1 から 4 までに係る施設基準におけ
る重症患者の割合を見直し、回復期リハビリテーション病棟入院料 1 及び 2 に
ついては 4 割以上、回復期リハビリテーション病棟入院料 3 及び 4 については
3 割以上とする。

回復期リハビリテーション病棟入院料	
施設基準	十 回復期リハビリテーション病棟入院料の施設基準等 (2) 回復期リハビリテーション病棟入院料 1 の施設基準 ホ 当該病棟において、新規入院患者のうち四割以上が重症の患者 であること。（改定前は三割） ※ 回復期リハビリテーション病棟入院料 2 についても同様。
	(4) 回復期リハビリテーション病棟入院料 3 の施設基準 イ 当該病棟において、新規入院患者のうち三割以上が重症の患者 であること。（改定前は二割） ※ 回復期リハビリテーション病棟入院料 4 についても同様。
経過措置	【新設】十九 令和四年三月三十一日において現に回復期リハビリテ ーション病棟入院料 1、回復期リハビリテーション病棟入院料 2、 回復期リハビリテーション病棟入院料 3 又は回復期リハビリテーシ ョン病棟入院料 4 に係る届出を行っている病棟については、同年九 月三十日までの間に限り、第九の十の（2）のホ、（3）（（2）のホ に限る）、（4）のイ又は（5）（（4）のイに限る）に該当するものと みなす。

3. 回復期リハビリテーション病棟入院料 1 又は 3 について、公益財団法人日
本医療機能評価機構等による第三者の評価を受けていることが望ましいことと
する。

回復期リハビリテーション病棟入院料

施設基準	十 回復期リハビリテーション病棟入院料の施設基準等
	(2) 回復期リハビリテーション病棟入院料1の施設基準
	ヌ 公益財団法人日本医療機能評価機構等が行う医療機能評価を受けている病院又はこれに準ずる病院であることが望ましいこと。
	(4) 回復期リハビリテーション病棟入院料3の施設基準
	【新設】ヘ (2) のヌを満たすものであること。
	7 届出に関する事項
	(4) 毎年7月において、第三者評価の状況等について、別添7の様式により届け出ること。

　病院経営が難しい時代を迎えた今、重症度割合が高い早期からのベッドコントロールが入院料をキープするために必要なマネジメントとなります。病院経営という視点だけではなく、疾病管理においても早期からのリハビリテーションは重要であることは言うまでもありません。病棟師長、あるいはベッドコントロール担当師長など、看護管理者の役割はより重要度を増していると言えるでしょう。

別添 7

基本診療料の施設基準等に係る届出書

保険医療機関コード 又は保険薬局コード		届 出 番 号	

連絡先
　担当者氏名：
　電話番号：

（届出事項）

　　　　　　[　　　　　　　　　　　　　　　　　　]　の施設基準に係る届出

☐　当該届出を行う前 6 月間において当該届出に係る事項に関し、不正又は不当な届出（法令の規定に基づくものに限る。）を行ったことがないこと。

☐　当該届出を行う前 6 月間において療担規則及び薬担規則並びに療担基準に基づき厚生労働大臣が定める掲示事項等第三に規定する基準に違反したことがなく、かつ現に違反していないこと。

☐　当該届出を行う前 6 月間において、健康保険法第78条第 1 項及び高齢者の医療の確保に関する法律第72条第 1 項の規定に基づく検査等の結果、診療内容又は診療報酬の請求に関し、不正又は不当な行為が認められたことがないこと。

☐　当該届出を行う時点において、厚生労働大臣の定める入院患者数の基準及び医師等の員数の基準並びに入院基本料の算定方法に規定する入院患者数の基準に該当する保険医療機関又は医師等の員数の基準に該当する保険医療機関でないこと。

標記について、上記基準のすべてに適合しているので、別添の様式を添えて届出します。

　　　　　　　年　　　　月　　　　日

　保険医療機関の所在地
　及び名称

　　　　　　　　　　　　開設者名

　　　　　殿

備考 1　[　　　]　欄には、該当する施設基準の名称を記入すること。
　　　2　☐には、適合する場合「レ」を記入すること。
　　　3　届出書は、 1 通提出のこと。

⑫回復期リハビリテーションを要する状態の見直し

> **Point**
>
> 　回復期リハビリテーションの提供体制の充実を図る観点から、回復期リハビリテーション病棟入院料について、回復期リハビリテーションを要する患者の状態として、「急性心筋梗塞、狭心症の発作若しくはその他急性発症した心大血管疾患の発症後又は手術後の状態」が追加されました。実際にこの心リハを回復期リハビリテーション病棟で積極的に実施するとなると、対象となる疾患が限られるため、費用対効果を考えると、比較的年齢の若い患者さん（＝心リハの対象者）が集まっている循環器系疾患に力を入れている病院が適していると考えます（⑬にある特定機能病院における新設された入院料とも関係している改定です）。

●算定点数、内容、算定要件・施設基準チェック

「回復期リハビリテーションを要する状態」について、「急性心筋梗塞、狭心症発作その他急性発症した心大血管疾患又は手術後の状態」を追加し、算定上限日数を 90 日以内とする。

回復期リハビリテーション病棟入院料	
算定要件	(11)「注3」に規定する「別に厚生労働大臣が定める費用」に係る取扱いについては、以下のとおりとする。 ア・イ については変更なし ウ 在棟中に一度も回復期リハビリテーション病棟入院料を算定しなかった患者及び在棟中に死亡した患者はリハビリテーション実績指数の算出対象から除外する。また、入棟日において次に該当する患者については、当該月の入棟患者数（入棟時に回復期リハビリテーションを要する状態であったものに限る）の100分の30を超えない範囲で、リハビリテーション実績指数の算出対象から除外できる。ただし、次の⑤に該当する患者について算出対象から除外する場合であっても、当該患者に係る FIM の測定を行うこと。 ⑤ 基本診療料の施設基準等別表第九に掲げる「急性心筋梗塞、狭心症発作その他急性発症した心大血管疾患又は手術後の状態」に該当するもの

	【新設】（16）急性心筋梗塞等の患者（基本診療料の施設基準等別表第九に掲げる「急性心筋梗塞、狭心症発作その他急性発症した心大血管疾患又は手術後の状態」に該当する患者であって、回復期リハビリテーション病棟入院料を算定開始日から起算して90日まで算定できるものに限る）については、「心血管疾患におけるリハビリテーションに関するガイドライン」（日本循環器学会、日本心臓リハビリテーション学会合同ガイドライン）の内容を踏まえ、心肺運動負荷試験（CPX（cardiopulmonary exercise testing））を入棟時及び入棟後月に1回以上実施することが望ましい。
施設基準	**(1) 通則** 【新設】ル 別表第九に掲げる急性心筋梗塞、狭心症発作その他急性発症した心大血管疾患又は手術後の状態に該当する患者に対してリハビリテーションを行う場合は、心大血管疾患リハビリテーション料に係る届出を行っている保険医療機関であること。
	別表第九 回復期リハビリテーションを要する状態及び算定上限日数 【新設】六 急性心筋梗塞、狭心症発作その他急性発症した心大血管疾患又は手術後の状態（算定開始日から起算して九十日以内）
	別表第九の二 回復期リハビリテーションを要する状態 【新設】六 急性心筋梗塞、狭心症発作その他急性発症した心大血管疾患又は手術後の状態

⑬特定機能病院においてリハビリテーションを担う病棟の評価の新設

Point

　患者のニーズに応じたリハビリテーションの提供を推進する観点から、特定機能病院において実施するリビリテーションについて、新たな評価が行われます。高度急性期医療を担う特定機能病院において前回改定では「医療法で特定機能病院に求められる2対1看護配置を満たさない回復期リハビリ病棟を設置することは好ましくない」という指摘があり廃止予定でしたが、看護配置の基準など医療提供体制が従来の回リハに比べて厳しい特定機能病院独自の入院料が新設されたことになります。先に⑫のPOINTで述べた心リハは特定機能病院であれば対象患者は少なくないと思われます。

● 算定点数、内容、算定要件・施設基準チェック

令和4年3月31日をもって廃止予定であった特定機能病院における回復期リハビリテーション病棟入院料について、現に届出がなされている特定機能病院の病棟において一定程度の役割を果たしていることが確認されることから、特定機能病院におけるリハビリテーションに係る役割を明確化することとし、「特定機能病院リハビリテーション病棟入院料」と位置付け、当該入院料に係る施設基準を見直す。

【新設】特定機能病院リハビリテーション病棟入院料　2,129点
　　　　（生活療養を受ける場合にあっては、2,115点）
対象患者：特定機能病院の一般病棟に入院している患者であって、回復期リハビリテーションを要する状態にあるもの

算定要件	（1）主として回復期リハビリテーションを行う病棟に関する別に厚生労働大臣が定める施設基準に適合しているものとして保険医療機関（特定機能病院に限る）が地方厚生局長等に届け出た病棟に入院している患者であって、別に厚生労働大臣が定める回復期リハビリテーションを要する状態にあるものについて、当該病棟に入院した日から起算して、それぞれの状態に応じて別に厚生労働大臣が定める日数を限度として所定点数を算定する。ただし、当該病棟に入院した患者が当該入院料に係る算定要件に該当しない場合は、一般病棟入院基本料の注2に規定する特別入院基本料の例により算定する。
	（2）診療に係る費用（当該患者に対して行った入院栄養食事指導料、在宅医療、リハビリテーションの費用（別に厚生労働大臣が定める費用を除く）、臨床研修病院入院診療加算、医師事務作業補助体制加算、地域加算、離島加算、医療安全対策加算、感染防止対策加算、患者サポート体制充実加算、データ提出加算、入退院支援加算（1のイに限る）、認知症ケア加算、薬剤総合評価調整加算、排尿自立支援加算、人工腎臓、腹膜灌流、特定保険医療材料（人工腎臓又は腹膜灌流に係るものに限る）並びに除外薬剤・注射薬の費用を除く）は、特定機能病院リハビリテーション病棟入院料に含まれるものとする。
施設基準	（1）回復期リハビリテーションの必要性の高い患者を8割以上入院させ、特定機能病院の一般病棟単位で行うものであること。
	（2）回復期リハビリテーションを行うに必要な構造設備を有していること
	（3）心大血管疾患リハビリテーション料（I）、脳血管疾患等リハビリテーション料（I）、運動器リハビリテーション料（I）及び呼吸器リハビリテーション料（I）に係る届出を行っている保険医療機関であること。
	（4）回復期リハビリテーションを要する状態の患者に対し、1日当たり2単位以上のリハビリテーションが行われていること。

(5) 当該病棟に専従の常勤医師が 1 名以上配置されていること。

(6) 当該病棟において、1 日に看護を行う看護職員の数は、常時、当該病棟の入院患者の数が 10 又はその端数を増すごとに 1 以上であること。

(7) 当該病棟において、看護職員の最小必要数の 7 割以上が看護師であること。

(8) 当該病棟において、1 日に看護補助を行う看護補助者の数は、常時、当該病棟の入院患者の数が 30 又はその端数を増すごとに 1 以上であること。

(9) 当該病棟に専従の常勤の理学療法士が 3 名以上、専従の常勤の作業療法士が 2 名以上、専従の常勤の言語聴覚士が 1 名以上、専従の常勤の管理栄養士が 1 名以上、在宅復帰支援を担当する専従の常勤の社会福祉士等が 1 名以上配置されていること。

(10) 特定機能病院であること。(当分の間は、令和 4 年 3 月 31 日において現に回復期リハビリテーション病棟入院料に係る届出を行っているものに限る)

(11) 休日を含め、週 7 日間リハビリテーションを提供できる体制を有していること。

(12) 当該病棟において、新規入院患者のうち 5 割以上が重症の患者であること。

(13) 当該病棟において、退院患者のうち他の保険医療機関へ転院した者等を除く者の割合が 7 割以上であること。

(14) リハビリテーションの効果に係る実績の指数が 40 以上であること。

(15) 他の保険医療機関との連携体制が確保されていること。

(16) 早期離床・リハビリテーション加算及び早期栄養介入管理加算に係る届出を行っている保険医療機関であること。

(17) 1 病棟に限り届出を行うことができること。

⑭療養病棟入院基本料に係る経過措置の見直し

> **Point**
>
> 　医療法に基づく医療療養病床に係る人員配置標準の経過措置の見直し方針および届出状況を踏まえ、療養病棟入院基本料の経過措置の取扱いが見直されました。また、リハビリテーションの実施についてFIMを測っていない＝提供しているリハビリテーションの評価を行っていない場合に請求点数が制限されました。入退院支援加算で非常に高い点数設計になっているなど、療養病棟は「終の棲家」ではなく在宅や介護施設等への途中経過であることが意識されてきた改定が行われてきましたが、今回の改定は療養病棟から次に進むために行われるケア（今回の場合にはリハビリ）を後押ししている見直しであると考えます。

●算定点数、内容、算定要件・施設基準チェック

1. 医療療養病床に係る医療法に基づく人員配置標準の経過措置の見直し方針及び届出状況を踏まえ、療養病棟入院基本料の注11に規定する令和4年3月31日までの経過措置（所定点数の100分の85に相当する点数を算定）について、評価を見直すとともに、当該経過措置の期間を2年間延長する。

療養病棟入院基本料	
算定要件	注11 注1に規定する病棟以外の病棟であって、注1に規定する療養病棟入院料2の施設基準のうち別に厚生労働大臣が定めるもののみに適合しなくなったものとして地方厚生局長等に届け出た場合（別に厚生労働大臣が定める基準を満たす場合に限る。）に限り、注2の規定にかかわらず、当該病棟に入院している患者（第3節の特定入院料を算定する患者を除く）については、療養病棟入院料2のそれぞれの所定点数の100分の75に相当する点数を算定する。（改定前は100分の85）
経過措置	3 第1章の規定にかかわらず、区分番号A101の注11に規定する診療料は、令和6年3月31日までの間に限り、算定できるものとする。（改定前は令和4年3月31日）

施設基準	(7) 療養病棟入院基本料の注 11 に規定する別に厚生労働大臣が定める基準
	□ 令和四年三月三十一日時点で、診療報酬の算定方法の一部を改正する件（令和四年厚生労働省告示）による改正前の診療報酬の算定方法の医科点数表（以下「旧医科点数表」という）の療養病棟入院基本料の注 11 の届出を行っている病棟であること。（改定前は、令和二年三月三十一日、診療報酬の算定方法の一部を改正する件（令和二年厚生労働省告示第五十七号））

2. 療養病棟入院基本料の注 11 に規定する場合において、疾患別リハビリテーション料を算定する患者に対して、機能的自立度評価法（Functional Independence Measure）（以下「FIM」という）の測定を月に 1 回以上行っていない場合は、1 日につき 2 単位まで出来高での算定とする。また、医療区分 2 の患者であって、疾患別リハビリテーション料を算定する患者に対して、FIM の測定を行っていない場合においては、医療区分 1 の場合に相当する点数を算定することとする。

療養病棟入院基本料

算定要件	注 3 療養病棟入院基本料を算定する患者に対して行った第 3 部検査、第 5 部投薬、第 6 部注射、第 7 部リハビリテーション（別に厚生労働大臣が定めるものに限る）及び第 13 部病理診断並びに第 4 部画像診断及び第 9 部処置のうち別に厚生労働大臣が定める画像診断及び処置の費用（フィルムの費用を含み、別に厚生労働大臣が定める薬剤及び注射薬（以下この表において「除外薬剤・注射薬」という）費用を除く）は、当該入院基本料に含まれるものとする。ただし、患者の急性増悪により、同一の保険医療機関の一般病棟へ転棟又は別の保険医療機関の一般病棟へ転院する場合には、その日から起算して 3 日前までの当該費用については、この限りでない。

	11 注1に規定する病棟以外の病棟であって、注1に規定する療養病棟入院料2の施設基準のうち別に厚生労働大臣が定めるもののみに適合しなくなったものとして地方厚生局長等に届け出た場合（別に厚生労働大臣が定める基準を満たす場合に限る）に限り、注2の規定にかかわらず、当該病棟に入院している患者（第3節の特定入院料を算定する患者を除く）については、療養病棟入院料2のそれぞれの所定点数（入院料D、E又はFを算定する場合であって、心大血管疾患リハビリテーション料、脳血管疾患等リハビリテーション料、廃用症候群リハビリテーション料、運動器リハビリテーション料又は呼吸器リハビリテーション料を算定する患者に対して、機能的自立評価法（Functional Independence Measure）の測定を行っていない場合には、それぞれ入院料G、H又はIの点数）の100分の75に相当する点数を算定する。（改定前は100分の85）
施設基準	【新設】(3) 療養病棟入院基本料に含まれる第7部リハビリテーションの費用 入院中の患者に対する心大血管疾患リハビリテーション料、脳血管疾患等リハビリテーション料、廃用症候群リハビリテーション料、運動器リハビリテーション料又は呼吸器リハビリテーション料であって一日につき二単位を超えるもの（特掲診療料の施設基準等別表第九の三に規定する脳血管疾患等の患者であって発症後六十日以内のものに対して行ったものを除く）の費用（療養病棟入院基本料の注11に規定する場合であって、当該入院基本料を算定する患者に対して、一月に一回以上、機能的自立評価法（Functional Independence Measure）（以下「FIM」という）の測定を行っていない場合に限る）は、当該入院基本料に含まれるものとする。

【経過措置】
令和4年3月31日において現に療養病棟入院基本料に係る届出を行っている保険医療機関については、同年9月30日までの間に限り、FIMの測定を行っているものとみなす。

⑮中心静脈栄養の実施に係る療養病棟入院基本料の見直し

Point

　中心静脈栄養の管理等に係る実態を踏まえた適切な評価を行う観点から、療養病棟入院基本料の医療区分3の評価項目のうち、「中心静脈栄養を実施している状態」について要件が見直されました。つまり、中心静脈栄養について必要でない、または必要性について適宜見直しをせず、療養病棟における医療区分の基準をクリアするために行っている病院に対してメスが入ったということです。中心静脈栄養については前回改定でも見直しがなされていることを踏まえると、次回改定以降の改定でも注意が必要だと考えます。

● 算定点数、内容、算定要件・施設基準チェック

療養病棟における中心静脈栄養を実施している状態にある患者について、当該病棟が患者の摂食機能又は嚥下機能の回復に必要な体制を有していない場合においては、療養病棟入院基本料の医療区分3の場合の点数に代えて、医療区分2の場合に相当する点数を算定することとする。

療養病棟入院基本料	
算定要件	注1 病院の療養病棟であって、看護配置、看護師比率、看護補助配置その他の事項につき別に厚生労働大臣が定める施設基準に適合しているものとして保険医療機関が地方厚生局長等に届け出た病棟に入院している患者（第3節の特定入院料を算定する患者を除く）について、当該基準に係る区分及び当該患者の疾患、状態、ADL等について別に厚生労働大臣が定める区分に従い、当該患者ごとにそれぞれ所定点数を算定する。ただし、1又は2の入院料A、B又はCを算定する場合であって、当該病棟において中心静脈栄養を実施している状態にある者の摂食機能又は嚥下機能の回復に必要な体制が確保されていると認められない場合には、それぞれ1又は2の入院料D、E又はFを算定し、注3のただし書に該当する場合には、当該基準に係る区分に従い、それぞれ1又は2の入院料Iを算定する。

【経過措置】

（1）令和4年3月31日において現に療養病棟入院料1又は2に係る届出を行っている保険医療機関については、同年9月30日までの間に限り、摂食機能又は嚥下機能の回復に必要な体制が確保されているものとみなす。

（2）令和4年3月31日において現に療養病棟入院料1又は2を算定している患者であって、医療区分3のうち「中心静脈注射を実施している状態」に該当しているものについては、当該患者が入院している病棟における摂食機能又は嚥下機能の回復に必要な体制の確保の状況にかかわらず、当該状態が継続している間に限り、医療区分3に該当する場合の点数を算定できる。

外来医療の機能分化等

①外来在宅共同指導料の新設

Point

　通院患者のスムーズな在宅医療への移行を推進するために、外来医療を担当する医師と在宅医療を担当する医師が、患者の自宅において共同して必要な指導を行った場合について、新たな評価が行われました。ご本人の体調やご家族の事情により、外来に通う事が難しくなった患者さんで在宅医療に移行した患者さんはおられませんか？リモートで実施することでも算定することが出来ることがポイントです。在宅医療を担う医師は実際に外来での様子や病状の経過を医師同士で情報交換したいはずですし、そうすることで患者さんにとっても安心して在宅医療を受け入れられるようになると思います。具体的には、初回の在宅医療実施のタイミングで、外来と患者自宅をリモートでつなぎ、情報共有を行うことで算定出来るイメージです。

●算定点数、内容、算定要件・施設基準チェック

【新設】　外来在宅共同指導料
　　　　　1 外来在宅共同指導料1　400 点
　　　　　2 外来在宅共同指導料2　600 点

外来医療を継続的に受けている患者が在宅医療に移行するに当たり、患家等において、外来医療を担う医師と在宅医療を担う医師が連携して、当該患者に対する指導等を実施した場合に、在宅での療養を担う医療機関が算定する外来在宅共同指導料1及び外来医療を担っていた医療機関が算定する外来在宅共同指導料2を新設する。

対象患者：外来において継続的に診療（継続して4回以上外来を受診）を受けている患者であって、在宅での療養を行う患者（他の保険医療機関、社会福祉施設、介護老人保健施設、介護医療院、特別養護老人ホーム、軽費老人ホーム、有料老人ホーム又はサービス付き高齢者向け住宅その他施設等に入院もしくは入所する患者については、対象とはならない）。

算定要件	（1）外来在宅共同指導料1については、保険医療機関の外来において継続的に診療を受けている患者について、当該患者の在宅療養を担う保険医療機関の保険医が、当該患者の同意を得て、患家等を訪問して、在宅での療養上必要な説明及び指導を、外来において当該患者に対して継続的に診療を行っている保険医療機関の保険医と共同して行った上で、文書により情報提供した場合に、患者1人につき1回に限り、当該患者の在宅療養を担う保険医療機関において算定する。
	（2）外来在宅共同指導料2については、1の場合において、外来において当該患者に対して継続的に診療を行っている保険医療機関において、患者1人につき1回に限り算定する。なお、当該保険医療機関の保険医が、在宅での療養上必要な説明及び指導を情報通信機器を用いて行った場合においても算定できる。

②紹介受診重点医療機関とかかりつけ医機能を有する 医療機関の連携の推進

Point

　「紹介受診重点医療機関」において、入院機能の強化や勤務医の外来負担の軽減等が推進されました。それにより入院医療の質が向上することを踏まえ、入院医療について新たな評価が行われました。外来機能報告制度をもとに、最短で 2023 年 4 月から算定出来るようになります。ちなみに、紹介受診重点医療機関入院診療加算は DPC 対象病院では機能評価 I で評価されるものであり出来高算定ではありません。また、地域医療支援病院入院診療加算の方が高い得点になります。

● 算定点数、内容、算定要件・施設基準チェック

【新設】 紹介受診重点医療機関入院診療加算（入院初日） 800 点	
\u200b「紹介受診重点医療機関（医療資源を重点的に活用する外来を地域で基幹的に担う医療機関）」における入院医療の提供に係る評価を新設する	
算定要件	（1）外来機能報告対象病院等（外来医療を提供する基幹的な病院として都道府県により公表されたものに限り、一般病床の数が 200 未満であるものを除く）である保険医療機関に入院している患者（入院基本料（特別入院基本料等を除く）のうち、紹介受診重点医療機関入院診療加算を算定できるものを算定している患者に限る）について、入院初日に限り所定点数に加算する。
	（2）地域医療支援病院入院診療加算は別に算定できない

質の高い在宅医療・訪問看護の確保

①在支診および在支病による地域連携の推進

> **Point**
>
> 　質の高い在宅医療の提供をさらに推進するために、地域支援事業等の関係者との連携が望まれることを機能強化型の在宅療養支援診療所および在宅療養支援病院の要件に明記されました。より連携（特に在宅医療・介護関係）の強化が促されている改定と言えます。

● 算定点数、内容、算定要件・施設基準チェック

【施設基準への追加】

機能強化型の在宅療養支援診療所および在宅療養支援病院について、市町村が実施する在宅医療・介護連携推進事業等において在宅療養支援診療所以外の診療所等と連携することや、地域において 24 時間体制での在宅医療の提供に係る積極的役割を担うことが望ましい旨を施設基準に明記する。

施設基準	**【在宅療養支援診療所】** ［施設基準］ 1 在宅療養支援診療所の施設基準 次の（1）から（3）までのいずれかに該当するものを在宅療養支援診療所という。 （中略） （1）診療所であって、当該診療所単独で以下の要件のいずれにも該当し、緊急時の連絡体制及び24時間往診できる体制等を確保していること。 ア～ク については変更なし ケ 年に1回、在宅看取り数及び地域ケア会議等への出席状況等を別添2の様式11の3を用いて、地方厚生（支）局長に報告していること。 コ～シについては変更なし 【新設】ス 市町村が実施する在宅医療・介護連携推進事業等において、在宅療養支援診療所以外の診療所及び介護保険施設等と連携し、地域ケア会議、在宅医療・介護に関するサービス担当者会議又は病院若しくは介護保険施設等で実施される他職種連携に係る会議に出席していることが望ましいこと。 【新設】セ 在宅療養移行加算を算定する診療所の往診体制及び連絡体制の構築に協力していることが望ましいこと。 **※ 機能強化型のうち連携型の在宅療養支援診療所、機能強化型の在宅療養支援病院についても同様。**

②在支診および在支病における適切な意思決定の推進

> **Point**
>
> 　人生の最終段階における適切な意思決定支援（ACP）を推進することの重要性から、意思決定支援の指針の作成が、在宅療養支援診療所および在宅療養支援病院の要件に追加されました。この見直し自体はさほど大きな問題とはならないと思いますが、実際には医師をはじめとした医療従事者側の意識を変革していかないと ACP は正しく機能しないと考えます。ACP の指針が示されていたとしても、急性期医療を担う医療従事者が今までのように疾患だけを見ている治療を続けていては本末転倒です。この問題は看護部のみならず病院全体の課題として捉えていただきたいと思います。

● 算定点数、内容、算定要件・施設基準チェック

【施設基準への追加】 在宅療養支援診療所および在宅療養支援病院について、厚生労働省「人生の最終段階における医療・ケアの決定プロセスに関するガイドライン」等の内容を踏まえた適切な意思決定支援に係る指針を作成していることを要件とする。	
施設基準	【在宅療養支援診療所】 ［施設基準］ (1) 次のいずれの基準にも該当するものであること。 イ～ヲ については変更なし 【新設】ワ 当該診療所において、適切な意思決定支援に関する指針を定めていること。 ※ 機能強化型のうち単独型の在宅療養支援診療所以外の在宅療養支援診療所および在宅療養支援病院についても同様。

［経過措置］
令和 4 年 3 月 31 日において現に届出を行っている診療所等については、同年 9 月 30 日までの間に限り、当該基準に該当するものとみなす

③在宅療養支援病院の実績に係る要件の見直し

> **Point**
>
> 　在宅医療を支える入院機能の充実を図ることを目的に、機能強化型在宅療養支援病院の要件が見直されました。特に地域包括ケア病棟入院料の要件が加わったことに注目しています。確かに、地域包括ケア病棟入院料1・3に求められる役割を担う病院は、在支病の役割と相性が良いはずです。在宅等につなぐための地域包括ケア病棟入院料の役割が強調された見直しと言えます。

●算定点数、内容、算定要件・施設基準チェック

【施設基準の見直し】

機能強化型の在宅療養支援病院について、緊急の往診の実績に代えて、後方ベッドの確保及び緊急の入院患者の受入実績又は地域包括ケア病棟入院料・入院医療管理料1若しくは3の届出により要件を満たすこととする。

施設基準	【在宅療養支援病院】 ［施設基準］ 1 在宅療養支援病院の施設基準 次の（1）から（3）までのいずれかに該当するものを在宅療養支援病院という。 （中略） (1) 病院であって、当該病院単独で以下の要件のいずれにも該当し、緊急時の連絡体制及び 24 時間往診できる体制等を確保していること。 ア～サ（略） 【見直し】シ 以下のいずれかの要件を満たすこと。 ① 当該病院において、過去1年間の緊急の往診の実績を 10 件以上有すること。 なお、緊急の往診とは、区分番号「Ｃ０００」の注1に規定する緊急又は夜間、深夜若しくは休日に行う往診のことをいう。 【追加】② 在宅療養支援診療所等からの要請により患者の受入れを行う病床を常に確保していること及び在宅療養支援診療所等からの要請により患者の緊急の受入れを行った実績が過去1年間で 31 件以上あること。 【追加】③ 地域包括ケア病棟入院料・入院医療管理料1又は3を届け出ていること。 ※ 機能強化型のうち連携型の在宅療養支援病院についても同様。

④複数の訪問看護ステーションによる24時間対応体制の見直し

Point

利用者が安心して24時間対応を受けられる体制の整備を促進するために、24時間対応体制加算について、複数の訪問看護ステーションが連携して24時間対応体制を整備する場合の要件が見直されました。自然災害等の経験を繰り返す日本において、そうした時代の流れを受けて業務継続計画（BCP）を策定している医療機関は増えてきましたが、今回の改定では、連携する訪問看護ステーションについての要件としてBCPの策定が追加されています。BCPのひな形は書籍やWEB上にありますが、連携を前提としたBCPの場合には事業所ごとの特性や災害対策等を把握したうえで事業所を超えた災害対応の体制を構築する必要があるため、策定には難しさがあると思います。既に作られているBCPを手に入れて参考にしつつ、活用できるBCPが策定されているかどうか定期的にご確認下さい。

●算定点数、内容、算定要件・施設基準チェック

【算定要件の見直し】
複数の訪問看護ステーションが連携することで24時間対応体制加算を算定できる場合の要件について、業務継続計画（BCP）を策定した上で、自治体や医療関係団体等が整備する地域の連携体制に参画している場合を追加する。

算定要件	【24 時間対応体制加算（訪問看護管理療養費）】 ［算定要件］ 【見直し】(2) 特別地域若しくは「基本診療料の施設基準等及びその届出に関する手続きの取扱いについて」の「別添3」の「別紙2」に掲げる医療を提供しているが医療資源の少ない地域に所在する訪問看護ステーション又は業務継続計画を策定した上で自然災害等の発生に備えた地域の相互支援ネットワークに参画している訪問看護ステーションにおいては、2 つの訪問看護ステーションが連携することによって(1)に規定する 24 時間対応体制加算に係る体制にあるものとして、地方厚生（支）局長に届け出た訪問看護ステーションの看護職員（准看護師を除く）が指定訪問看護を受けようとする者に対して、(1)に規定する 24 時間対応体制加算に係る体制にある旨を説明し、その同意を得た場合に、月 1 回に限り所定額に加算することも可能とする。1 つの訪問看護ステーションにおいて連携して届け出ることができる訪問看護ステーションは、他の 1 つの訪問看護ステーションのみであり、当該訪問看護ステーション間においては、利用者の状況や体制について十分に連携を図ること。なお、24 時間対応体制加算は 1 人の利用者に対し、1 つの訪問看護ステーションにおいて一括して算定する。 【新設】(3)(2)における自然災害等の発生に備えた地域の相互支援ネットワークは、次のいずれにも該当するものをいう。 ア 都道府県、市町村又は医療関係団体等（ウにおいて「都道府県等」という）が主催する事業であること。 イ 自然災害や感染症等の発生により業務継続が困難な事態を想定して整備された事業であること。 ウ 都道府県等が当該事業の調整等を行う事務局を設置し、当該事業に参画する訪問看護ステーション等の連絡先を管理していること。 ※（3）が新設されたことにより、改定前の（3）が（4）に繰り下がる。

⑤機能強化型訪問看護ステーションの見直し

> **Point**
>
> 　機能強化型訪問看護ステーションの役割をさらに強化する観点から、研修の実施などを対象とする要件および評価が見直されました。これは今まで行っていたものが点数化されたという印象を持つ事業所が多いと思います。今回「望ましい」という要件になっているものは、次回以降の改定で必須となる可能性も高いので注意しましょう。

●算定点数、内容、算定要件・施設基準チェック

【施設基準の追加、点数の変更】

1．機能強化型訪問看護療養費1および2について、他の訪問看護ステーションや地域住民等に対する研修および相談の対応実績があることを必須の要件とするとともに、評価を見直す。

【機能強化型訪問看護管理療養費1・2（訪問看護管理療養費）】

1月の初日の訪問の場合

イ　機能強化型訪問看護管理療養費1　　　12,830 円
ロ　機能強化型訪問看護管理療養費2　　　9,800 円

ハ・ニ については変更なし

施設基準	(1) 機能強化型訪問看護管理療養費1の基準 【新設】ヘ 地域の保険医療機関、訪問看護ステーション又は住民等に対する研修や相談への対応について実績があること。 (2) 機能強化型訪問看護管理療養費2の基準 【新設】ヘ 地域の保険医療機関、訪問看護ステーション又は住民等に対する研修や相談への対応について実績があること。
経過措置	【変更】一 令和四年三月三十一日において現に機能強化型訪問看護管理療養費1又は2に係る届出を行っている訪問看護ステーションについては、令和四年九月三十日までの間に限り、第一の六の (1) のヘ及び (2) のヘに該当するものとみなす。

【施設基準の追加】
2. 機能強化型訪問看護管理療養費1から3までの要件において、在宅看護等に係る専門の研修を受けた看護師が配置されていることが望ましいこととする。

施設基準	**【機能強化型訪問看護管理療養費1 （訪問看護管理療養費）】** ［施設基準］ **(1) 機能強化型訪問看護管理療養費 1** 【新設】ケ 在宅看護等に係る専門の研修を受けた看護師が配置されていることが望ましい。 ※ 機能強化型訪問看護管理療養費2及び3についても同様。

⑥専門性の高い看護師による同行訪問の見直し

Point

　質の高い訪問看護の提供を推進するため、専門性の高い看護師による同行訪問について、同行する看護師が受講する褥瘡ケアを対象とする専門の研修に、特定行為研修が追加されました。今後の改定でも特定行為研修を受けた看護師の活躍の場が増えてくるものと考えます。

● 算定点数、内容、算定要件・施設基準チェック

【施設基準の変更】
専門性の高い看護師による同行訪問について、褥瘡ケアに係る専門の研修を受けた看護師として、特定行為研修修了者（創傷管理関連）を追加する。

施設基準	【訪問看護基本療養費（Ⅰ）・（Ⅱ）】 ［施設基準］ 4 訪問看護基本療養費の注2及び注4に規定する専門の研修を受けた看護師 次の当該訪問看護ステーションにおいて、緩和ケア、褥瘡ケア又は人工肛門ケア及び人工膀胱ケアを行うにつき、専門の研修を受けた看護師が配置されていること。なお、ここでいう緩和ケアに係る専門の研修とは（1）の、褥瘡ケアに係る専門の研修とは（2）の、人工肛門ケア及び人工膀胱ケアに係る専門の研修とは（3）のいずれの要件も満たすものであること。届出については、別紙様式4を用いること。 （1）（略） 【変更】（2）褥瘡ケアに係る専門の研修 ア 国又は医療関係団体等が主催する研修であって、必要な褥瘡等の創傷ケア知識・技術が習得できる600時間以上の研修期間で、修了証が交付されるもの又は保健師助産師看護師法（昭和23年法律第203号）第37条の2第2項第5号に規定する指定研修機関において行われる創傷管理関連の研修 イ（略） （3）（略） ※ 在宅患者訪問看護・指導料の3及び同一建物居住者訪問看護・指導料の3についても同様。

⑦専門性の高い看護師による訪問看護における専門的な管理の評価の新設

> **Point**
>
> 　質の高い訪問看護のさらなる充実を図るために、専門性の高い看護師が、利用者の病態に応じた高度なケアおよび管理を実施した場合、新たな評価が行われます。国が進める特定行為研修の推進にも関わる加算の一つと言えます。

●算定点数、内容、算定要件・施設基準チェック

【算定要件・施設基準の新設】 専門の研修を受けた看護師が、専門的な管理を含む訪問看護を実施する場合の評価を新設する。	
算定要件	**【訪問看護管理療養費】** ［算定要件］ 【新設】注 12 別に厚生労働大臣が定める基準に適合しているものとして地方厚生局長等に届け出た訪問看護ステーションの緩和ケア、褥瘡ケア若しくは人工肛門ケア及び人工膀胱ケアに係る専門の研修を受けた看護師又は保健師助産師看護師法（昭和 23 年法律第 203 号）第 37 条の 2 第 2 項第 5 号に規定する指定研修機関において行われる研修（以下「特定行為研修」という）を修了した看護師が、指定訪問看護の実施に関する計画的な管理を行った場合には、専門管理加算として、月 1 回に限り、次に掲げる区分に従い、いずれかを所定額に加算する。 イ 緩和ケア、褥瘡ケア又は人工肛門ケア及び人工膀胱ケアに係る専門の研修を受けた看護師が計画的な管理を行った場合（悪性腫瘍の鎮痛療法若しくは化学療法を行っている利用者、真皮を越える褥瘡の状態にある利用者（医科点数表の区分番号Ｃ０１３に掲げる在宅患者訪問褥瘡管理指導料を算定する場合にあっては真皮までの状態の利用者）又は人工肛門若しくは人工膀胱を造設している者で管理が困難な利用者に対して行った場合に限る）　　2,500 円

施設基準	【新設】(7)訪問看護管理療養費の注12に規定する専門管理加算の基準 次のいずれかに該当するものであること。 イ 緩和ケア、褥瘡ケア又は人工肛門ケア及び人工膀胱ケアに係る専門の研修を受けた看護師が配置されていること。 ロ 保健師助産師看護師法（昭和二十三年法律第二百三号）第三十七条の二第二項第五号に規定する指定研修機関において、同項第一号に規定する特定行為のうち訪問看護において専門の管理を必要とするものに係る研修を修了した看護師が配置されていること。 ※ 在宅患者訪問看護・指導料及び同一建物居住者訪問看護・指導料についても同様。

地域包括ケアシステムの推進のための取組

①周術期の栄養管理の推進

> **Point**
>
> 　周術期における適切な栄養管理を推進することを目的に、管理栄養士が行う周術期に必要な栄養管理について、新たな評価が行われました。医師と管理栄養士の連携に対する評価ですが、近年は、病棟における管理栄養士の重要度が増してきており、病棟に配置されることが望ましいとされています。直近の介護報酬改定でも老健や特養などの施設サービスに対する栄養管理が基本サービスになるなど管理栄養士の重要性が増したことを踏まえると、この先に続く見直し内容を含め、今後の布石とも捉えられる新設加算です。

● **算定点数、内容、算定要件・施設基準チェック**

	【新設加算】　周術期栄養管理実施加算　270 点
	全身麻酔下で実施する手術を要する患者に対して、医師および管理栄養士が連携し、当該患者の日々変化する栄養状態を把握し、術前・術後における適切な栄養管理を実施した場合の評価を新設する。
算定要件	【新設】（1）別に厚生労働大臣が定める施設基準に適合しているものとして地方厚生局長等に届け出た保険医療機関において、手術の前後に必要な栄養管理を行った場合であって、区分番号Ｌ００８に掲げるマスク又は気管内挿管による閉鎖循環式全身麻酔を伴う手術を行った場合は、周術期栄養管理実施加算として、270 点を所定点数に加算する。
	【新設】（2）この場合において、特定機能病院入院基本料の注 11 に規定する入院栄養管理体制加算並びに救命救急入院料の注 9、特定集中治療室管理料の注 5、ハイケアユニット入院医療管理料の注 4、脳卒中ケアユニット入院医療管理料の注 4 及び小児特定集中治療室管理料の注 4 に規定する早期栄養介入管理加算は別に算定できない
施設基準	【新設】（1）当該保険医療機関内に周術期の栄養管理を行うにつき十分な経験を有する専任の常勤の管理栄養士が配置されていること。
	【新設】（2）総合入院体制加算又は急性期充実体制加算に係る届出を行っている保険医療機関であること。

②栄養サポートチーム加算の見直し

入院医療における栄養管理に対する適切な評価を推進することを目的に、栄養サポートチーム加算の対象となる病棟が見直されます。さほど大きな見直しに見えないかも知れませんが、チームによるケアの範囲が広げられるという流れは、今後も増えることが予想されます。

● **算定点数、内容、算定要件・施設基準チェック**

【算定要件・施設基準の新設】 障害者施設等入院基本料、栄養サポートチーム加算
全栄養サポートチーム加算を算定できる病棟に、障害者施設等入院基本料を算定する病棟を加える。

算定要件	【障害者施設等入院基本料】 ［算定要件］ 注7 当該病棟においては、第2節の各区分に掲げる入院基本料等加算のうち、次に掲げる加算について、同節に規定する算定要件を満たす場合に算定できる。 イ〜レ（略） 【新設】ソ 栄養サポートチーム加算 ツ〜オ（略）

【栄養サポートチーム加算】

［算定要件］

【変更】注1 栄養管理体制その他の事項につき別に厚生労働大臣が定める施設基準に適合しているものとして地方厚生局長等に届け出た保険医療機関において、栄養管理を要する患者として別に厚生労働大臣が定める患者に対して、当該保険医療機関の保険医、看護師、薬剤師、管理栄養士等が共同して必要な診療を行った場合に、当該患者（第1節の入院基本料（特別入院基本料等を除く）又は第3節の特定入院料のうち、栄養サポートチーム加算を算定できるものを現に算定している患者に限る）について、週1回（療養病棟入院基本料、結核病棟入院基本料、精神病棟入院基本料又は特定機能病院入院基本料（結核病棟又は精神病棟に限る）を算定している患者については、入院した日から起算して1月以内の期間にあっては週1回、入院した日から起算して1月を超え6月以内の期間にあっては月1回）（障害者施設等入院基本料を算定している患者については、月1回）に限り所定点数に加算する。この場合において、入院栄養食事指導料、集団栄養食事指導料及び乳幼児育児栄養指導料は別に算定できない。

③病棟における栄養管理体制に対する評価の新設

Point

患者の病態・状態に応じた栄養管理を推進するため、特定機能病院において、管理栄養士が患者の状態に応じたきめ細かな栄養管理を行う体制についての新たな評価が行われます。施設基準に、専従常勤の管理栄養士と明記されたことは注目点と言えます。今後の一般急性期病棟への波及を含め、注目の改定です。

●算定点数、内容、算定要件・施設基準チェック

【新設加算】　入院栄養管理体制加算（入院初日及び退院時）　270 点

管理栄養士が、特定機能病院入院基本料を算定している患者に対して、栄養スクリーニング、他職種とのカンファレンス等の実施による栄養管理を行った場合の評価を新設するとともに、当該患者に対して退院後の栄養食事管理に関する指導を行い、入院中の栄養管理に関する情報を他の保険医療機関等に提供した場合についてさらに評価する。

対象患者：特定機能病院入院基本料を算定している患者

算定要件	【新設】（１）別に厚生労働大臣が定める施設基準に適合しているものとして保険医療機関が地方厚生局長等に届け出た病棟に入院している患者（特定機能病院入院基本料を現に算定している患者に限る）に対して、管理栄養士が必要な栄養管理を行った場合に、入院初日及び退院時にそれぞれ１回に限り所定点数に加算する。この場合において、区栄養サポートチーム加算及び入院栄養食事指導料は別に算定できない。

	【新設】（2）別に厚生労働大臣が定める患者に対して、退院後の栄養食事管理について指導するとともに、入院中の栄養管理に関する情報を示す文書を用いて患者に説明し、これを他の保険医療機関、介護老人保健施設等又は障害者の日常生活及び社会生活を総合的に支援する法律（平成17年法律第123号）第34条第1項に規定する指定障害者支援施設等若しくは児童福祉法第42条第1号に規定する福祉型障害児入所施設と共有した場合に、退院時1回に限り、栄養情報提供加算として50点をさらに所定点数に加算する。
施設基準	【新設】（1）当該病棟において、専従の常勤の管理栄養士が1名以上配置されていること。
	【新設】（2）入院時支援加算に係る届出を行っている保険医療機関であること。
	【新設】（3）栄養情報提供加算の対象患者は、疾病治療の直接手段として、医師の発行する食事箋に基づき提供された適切な栄養量及び内容を有する特掲診療料の施設基準等別表第三に掲げる特別食を必要とする患者、がん患者、摂食機能もしくは嚥下機能が低下した患者または低栄養状態にある患者であること。

④褥瘡対策の見直し

Point

　入院患者に対する褥瘡対策を推進することを目的に、褥瘡対策の実施内容が明確化。施設基準に「薬剤師または管理栄養士と連携して」と明記されたことで、今までは看護師が中心としてスクリーニングを行っていたところに専門職との連携が求められていることが示された加算の一つです。今回は「必要に応じて」という記載がある通り、薬剤師または管理栄養士との連携が義務ではありませんが、低栄養の場合には管理栄養士のコメントを必要とするなど、専門職としての能力が漏れなく発揮されるよう病院として他職種介入の一定のルールのもと運用することが重要です。

● 算定点数、内容、算定要件・施設基準チェック

入院患者に対する褥瘡対策について、薬剤師または管理栄養士が他職種と連携し、当該患者の状態に応じて、薬学的管理や栄養管理を実施することに関し、診療計画への記載を求める。

| 施設基準 | 【入院基本料及び特定入院料に係る褥瘡対策】
［施設基準］
　4　褥瘡対策の基準
【新設】(4) 褥瘡対策の診療計画における薬学的管理に関する事項及び栄養管理に関する事項については、当該患者の状態に応じて記載すること。必要に応じて、薬剤師又は管理栄養士と連携して、当該事項を記載すること。なお、診療所において、薬学的管理及び栄養管理を実施している場合について、当該事項を記載しておくことが望ましい。
【新設】(5) 栄養管理に関する事項については、栄養管理計画書をもって記載を省略することができること。ただし、この場合は、当該栄養管理計画書において、体重減少、浮腫等の有無等の別添6の別紙3に示す褥瘡対策に必要な事項を記載していること |

⑤手術後の患者に対する多職種による疼痛管理に係る評価の新設

> **Point**
>
> 　術後患者に対する質の高い疼痛管理を実施するため、術後疼痛管理チームによる疼痛管理についての新たな評価が行われます。チームメンバーは、麻酔科医師、看護師、薬剤師の３名以上です。100点×最大３日間という点数設計自体は決して大きくないと思われるかもしれません。しかし、質の高い周術期管理を行っていることを客観的に示す初めての加算であることを踏まえると、急性期治療を担う医療機関では、今後必須となる可能性が高い注目の加算と考えます。

●算定点数、内容、算定要件・施設基準チェック

【新設加算】　術後疼痛管理チーム加算（１日につき）　100 点

全身麻酔下手術を行った患者に対して、麻酔に従事する医師を中心とした多職種により構成される術後疼痛管理チームが、質の高い疼痛管理を実施した場合の評価を新設する。

対象患者：全身麻酔を伴う手術を行った患者であって、手術後において、硬膜外局所麻酔剤の持続的注入、神経ブロックにおける麻酔剤の持続的注入または静脈内への麻薬の持続的注入を行っているもの

算定要件	【新設】別に厚生労働大臣が定める施設基準に適合しているものとして地方厚生局長等に届け出た保険医療機関において、マスクまたは気管内挿管による閉鎖循環式全身麻酔を伴う手術を行った患者であって、継続して手術後の疼痛管理を要するものに対して、当該保険医療機関の麻酔に従事する医師、看護師、薬剤師等が共同して疼痛管理を行った場合に、当該患者（第１節の入院基本料（特別入院基本料等を除く）または第３節の特定入院料のうち、術後疼痛管理チーム加算を算定できるものを現に算定している患者に限る）について、手術日の翌日から起算して３日を限度として所定点数に加算する。

施設基準	【新設】(1) 麻酔科を標榜している保険医療機関であること
	【新設】(2) 手術後の患者の疼痛管理を行うにつき十分な体制が整備されていること。
	【新設】(3) 当該保険医療機関内に、以下の3名以上から構成される手術後の患者の疼痛管理に係るチーム（以下「術後疼痛管理チーム」という）が設置されていること。 ア 麻酔に従事する専任の常勤医師 イ 手術後の患者の疼痛管理に係る所定の研修を修了した専任の常勤看護師 ウ 手術後の患者の疼痛管理に係る所定の研修を修了した専任の常勤薬剤師 なお、アからウまでのほか、手術後の患者の疼痛管理に係る所定の研修を修了した臨床工学技士が配置されていることが望ましい。
	【新設】(4) 術後疼痛管理チームにより、手術後の患者に係る術後疼痛管理実施計画が作成されること。また、当該患者に対して、当該計画が文書により交付され、説明がなされるものであること。
	【新設】(5) 算定対象となる病棟の見やすい場所に術後疼痛管理チームによる診療が行われている旨の掲示をするなど、患者に対して必要な情報提供がなされていること。
	※) 急性期一般入院基本料、結核病棟入院基本料、特定機能病院入院基本料（一般病棟または結核病棟に限る）、専門病院入院基本料、救命救急入院料、特定集中治療室管理料、ハイケアユニット入院医療管理料、小児特定集中治療室管理料、総合周産期特定集中治療室管理料（母体・胎児集中治療室管理料に限る）、小児入院医療管理料及び特定一般病棟入院料において算定可能とする。

安心・安全で質の高い医療の実現のための医師等の働き方改革等の推進

①勤務医の負担軽減の取組の推進

> **Point**
>
> 　勤務医の負担軽減の取組を推進することを目的に、手術および処置を対象とする時間外加算１などの要件が見直されました。働き方改革による時間外労働の上限規制は、2024年４月から医師に適用されます。医師の主なタスク・シェア／シフト先となるのは、事務的な作業は医師事務作業補助者であり、医療技術に関しては看護師です。看護師の処遇改善に関する改定や、看護必要度Ⅱへの移行・看護補助者に関する改定など、後に続く看護師における業務負担軽減の改定に課する流れも踏まえて、医師に対する加算についても押さえておきましょう。

●算定点数、内容、算定要件・施設基準チェック

【施設基準の変更】時間外加算１（処置・手術通則）	
手術及び処置の休日加算１、時間外加算１及び深夜加算１の要件について、手術前日の当直回数に加え、連続当直の回数に係る制限を追加するとともに、診療科全体における当直回数から、医師１人当たりの当直回数に規制範囲を変更する。また、当直等を行った日の記録に係る事務負担の軽減を行う。	
施設基準	6 当該加算を算定している全ての診療科において、予定手術前日における医師の当直や夜勤に対する配慮として、次のいずれも実施していること。 (2) 以下のア及びイの事項について記録していること。 ア 当該加算を算定している全ての診療科において予定手術に係る術者及び第一助手について、その手術の前日の夜勤時間帯（午後10時から翌日の午前５時までをいう。以下、同様とする）に当直、夜勤及び緊急呼出し当番（以下「当直等」という）を行った者がある場合は、該当する手術と当直等を行った日

イ 当該加算を算定している全ての診療科において 2 日以上連続で夜勤時間帯に当直を行った者がある場合は、該当する当直を行った日

(3) (2) のアの当直等を行った日が、それぞれについて届出を行っている診療科の各医師について年間 4 日以内であり、かつ、(2) のイの 2 日以上連続で当直を行った回数が、それぞれについて届出を行っている診療科の各医師について年間 4 回以内であること。ただし、緊急呼出し当番を行う者について、当番日の夜勤時間帯に当該保険医療機関内で診療を行わなかった場合は、翌日の予定手術に係る術者及び第一助手となっていても、(2) のアの当直等を行った日には数えない。

9 届出に関する事項
【新設】(4) 令和 4 年 3 月 31 日時点で時間外加算 1 の届出を行っている保険医療機関については、令和 5 年 3 月 31 日までの間に限り、6 の (2) のイ及び (3) の基準を満たしているものとする。

※ 休日加算 1 及び深夜加算 1 についても同様

なお、勤務医の負担を軽減するための計画作成の参考として、厚生労働省が「医師労働時間短縮計画作成ガイドライン」とガイドラインの評価項目と評価基準を公表しています（https://www.mhlw.go.jp/stf/newpage_24850.html）。また、厚生労働省が開設しているホームページ「いきいき働く医療機関サポート web」（https://iryou-kinmukankyou.mhlw.go.jp/）では、医師労働時間短縮計画のひな型が掲載されています。

こうした資料を参考にしながら、各病院で取組を進めていく必要があります。

②夜間の看護配置に係る評価および業務管理等の項目の見直し

Point

　看護職員の夜間における看護業務の負担軽減を一層促進することを目的に、夜間の看護配置に係る評価を見直すとともに、業務管理等の項目が見直されました。夜間は医療的な処置は少なくなるものの、高齢者等のADLが低下している患者に対する介助など人手は必要です。個人的には、夜間配置に対する評価の見直しは妥当なものだと思います。

● 算定点数、内容、算定要件・施設基準チェック

１．夜勤を行う看護職員及び看護補助者に係る業務の実態等を踏まえ、夜間の看護配置に係る評価等を見直す。※改定前と比較し、各加算の点数が５点上げられた。

【夜間看護加算（療養病棟入院基本料）】
注12 別に厚生労働大臣が定める施設基準に適合するものとして保険医療機関が地方厚生局長等に届け出た病棟に入院している患者について、夜間看護加算として、１日につき50点を所定点数に加算する。

【看護補助加算（障害者施設等入院基本料）】
注９ 別に厚生労働大臣が定める施設基準に適合しているものとして地方厚生局長等に届け出た病棟に入院している患者（７対１入院基本料又は10対１入院基本料を現に算定している患者に限る）について、看護補助加算として、当該患者の入院期間に応じ、次に掲げる点数をそれぞれ１日につき所定点数に加算する。
イ 14 日以内の期間　　146 点
ロ 15 日以上 30 日以内の期間　　121 点

【夜間看護配置加算（有床診療所入院基本料）】

注6 看護配置等につき別に厚生労働大臣が定める施設基準に適合しているものとして地方厚生局長等に届け出た診療所である保険医療機関に入院している患者については、当該基準に係る区分に従い、次に掲げる点数をそれぞれ1日につき所定点数に加算する。

ハ 夜間看護配置加算1　　105 点

ニ 夜間看護配置加算2　　55 点

【夜間急性期看護補助体制加算（急性期看護補助体制加算）】

注2 夜間における看護業務の補助の体制につき別に厚生労働大臣が定める施設基準に適合しているものとして地方厚生局長等に届け出た病棟に入院している患者については、当該基準に係る区分に従い、1日につき次に掲げる点数をそれぞれさらに所定点数に加算する。

イ 夜間 30 対 1 急性期看護補助体制加算　　125 点

ロ 夜間 50 対 1 急性期看護補助体制加算　　120 点

ハ 夜間 100 対 1 急性期看護補助体制加算　　105 点

【看護職員夜間配置加算】

1 看護職員夜間 12 対 1 配置加算

イ 看護職員夜間 12 対 1 配置加算1　　110 点／ロ 看護職員夜間 12 対 1 配置加算2　90 点

2 看護職員夜間 16 対 1 配置加算

イ 看護職員夜間 16 対 1 配置加算1　　70 点／ロ 看護職員夜間 16 対 1 配置加算2　45 点

【夜間 75 対 1 看護補助加算（看護補助加算）】

注2 別に厚生労働大臣が定める基準に適合しているものとして地方厚生局長等に届け出た病棟に入院している患者については、夜間 75 対 1 看護補助加算として、入院した日から起算して 20 日を限度として 55 点を更に所定点数に加算する。

【看護職員夜間配置加算（地域包括ケア病棟入院料）】
注7 別に厚生労働大臣が定める施設基準に適合しているものとして地方厚生局長等に届け出た病棟又は病室に入院している患者については、看護職員夜間配置加算として、1日（別に厚生労働大臣が定める日を除く）につき70点を所定点数に加算する。

【看護職員夜間配置加算（精神科救急急性期医療入院料）】
注5 別に厚生労働大臣が定める施設基準に適合しているものとして地方厚生局長等に届け出た病棟に入院している患者については、入院した日から起算して30日を限度として、看護職員夜間配置加算として、1日（別に厚生労働大臣が定める日を除く）につき70点を所定点数に加算する。

【看護職員夜間置加算（精神科救急・合併症入院料）】
注5 別に厚生労働大臣が定める施設基準に適合しているものとして地方厚生局長等に届け出た病棟に入院している患者については、入院した日から起算して30日を限度として、看護職員夜間配置加算として、1日（別に厚生労働大臣が定める日を除く）につき70点を所定点数に加算する。

【施設基準の変更】夜間体制加算（急性期看護補助体制加算）
2．夜間看護体制加算（急性期看護補助体制加算）等の施設基準における「夜間における看護業務の負担軽減に資する業務管理等に関する項目」について、「11時間以上の勤務間隔の確保」又は「連続する夜勤の回数が2回以下」のいずれかを満たしていることを必須化する。

施設基準	9 夜間看護体制加算の施設基準 (2) 次に掲げる夜間における看護業務の負担軽減に資する業務管理等に関する項目のうち、ア又はウを含む3項目以上を満たしていること。ただし、当該加算を算定する病棟が2交代制勤務又は変則2交代制勤務を行う病棟のみで構成される保険医療機関である場合は、ア及びウからケまでのうち、ア又はウを含む3項目以上を満たしていること。 ア 当該病棟において、夜勤を含む交代制勤務に従事する看護要員の勤務終了時刻と直後の勤務の開始時刻の間が11時間以上であること。 イ（略） ウ 当該病棟において、夜勤を含む交代制勤務に従事する看護要員の連続して行う夜勤の数が2回以下であること。 エ〜ケ（略）
	11 届出に関する事項 (4) 令和4年3月31日時点で夜間看護体制加算に係る届出を行っている保険医療機関については、令和4年9月30日までの間に限り、9の(2)の基準を満たしているものとする。 ※ 障害者施設等入院基本料の注10に規定する夜間看護体制加算、看護職員夜間配置加算（看護職員夜間12対1配置加算1及び看護職員夜間16対1配置加算1に限る）、看護補助加算の注3に規定する夜間看護体制加算についても同様。

【施設基準の変更】看護職員夜間配置加算（精神科救急急性期医療入院料）

3．看護職員夜間配置加算（精神科救急入院料及び精神科救急・合併症入院料）の施設基準における「夜間における看護業務の負担軽減に資する業務管理等に関する項目」のうち満たすべき項目の数について、2項目以上から3項目以上に変更する。

施設基準	**4 看護職員夜間配置加算の施設基準** （3）次に掲げる夜間における看護業務の負担軽減に資する業務管理等に関する項目のうち、ア又はウを含む3項目以上を満たしていること。ただし、当該加算を算定する病棟が2交代制勤務又は変則2交代制勤務を行う病棟のみで構成される保険医療機関である場合は、ア及びウからクまでのうち、ア又はウを含む3項目以上を満たしていること。なお、各項目の留意点については、別添3の第4の3の9の（3）と同様であること。 ア～ク（略）
	5 届出に関する事項 【新設】（3）令和4年3月31日時点で看護職員夜間配置加算に係る届出を行っている保険医療機関については、令和4年9月30日までの間に限り、4の（3）の基準を満たしているものとする。 ※ 精神科救急・合併症入院料の注5に規定する看護職員夜間配置加算についても同様。

③医師事務作業補助体制加算の見直し

Point

　勤務医の働き方改革を推進するため、医師の事務作業を補助する専従職員である医師事務作業補助体制加算の要件および評価が見直されます。点数の引き上げにより、3年以上の経験をもつベテランの病棟クラークの職場定着効果が期待されます。特に外来において医師事務作業補助者の活躍が増えたことで、看護師でなければできない生活指導や診療介助に特化できるようになった医療機関が増えてきています。今後も医師と良好なコミュニケーションを行うことができる優秀な医師事務作業補助者が増えることで、看護師の活躍の場が増えることが期待されます。

●算定点数、内容、算定要件・施設基準チェック

【点数の引き上げ、施設基準の変更】医師事務作業補助体制加算

医師事務作業補助者が実施可能な業務に係る整理等を踏まえ、医師事務作業補助体制加算1および2について、医師事務作業補助者の経験年数に着目した評価に見直す。

1 医師事務作業補助体制加算1

イ 15 対 1 補助体制加算　　1,050 点（改定前は 970 点）

ロ 20 対 1 補助体制加算　　835 点（改定前は 758 点）

ハ 25 対 1 補助体制加算　　705 点（改定前は 630 点）

ニ 30 対 1 補助体制加算　　610 点（改定前は 545 点）

ホ 40 対 1 補助体制加算　　510 点（改定前は 455 点）

ヘ 50 対 1 補助体制加算　　430 点（改定前は 375 点）

ト 75 対 1 補助体制加算　　350 点（改定前は 295 点）

チ 100 対 1 補助体制加算　　300 点（改定前は 248 点）

	2 医師事務作業補助体制加算 2
	イ 15 対 1 補助体制加算　　　975 点（改定前は 910 点）
	ロ 20 対 1 補助体制加算　　　770 点（改定前は 710 点）
	ハ 25 対 1 補助体制加算　　　645 点（改定前は 590 点）
	ニ 30 対 1 補助体制加算　　　560 点（改定前は 510 点）
	ホ 40 対 1 補助体制加算　　　475 点（改定前は 430 点）
	ヘ 50 対 1 補助体制加算　　　395 点（改定前は 355 点）
	ト 75 対 1 補助体制加算　　　315 点（改定前は 280 点）
	チ 100 対 1 補助体制加算　　 260 点（改定前は 238 点）
施設基準	第 4 の 2　医師事務作業補助体制加算 2 医師事務作業補助体制加算 1 の施設基準 当該保険医療機関における 3 年以上の勤務経験を有する医師事務作業補助者が、それぞれの配置区分ごとに 5 割以上配置されていること。 3 医師事務作業補助体制加算 2 の施設基準 それぞれの配置区分ごとに、医師事務作業補助者が配置されていること。

④特定行為研修修了者の活用の推進

Point

　医師の働き方改革を一層推進するため、精神科リエゾンチーム加算など
の要件の対象となる研修に特定行為研修が追加されました。実際の活躍方
法については各医療機関で課題になることもありますが、特定行為研修を
終了した看護師の活躍の場の広がりにつながることが期待されます。特定
行為研修について、何となく知っているが何に役立つのか分からない、そ
もそも何があるのか知らないという現場の声を聞くこともあるので、院内
で専門職として活躍できる役割に関する情報共有を行うことも重要だと感
じます。また、今後も活躍の場が広がる特定行為研修などの院外研修に対
する手当について、必要に応じて見直されてはいかがでしょうか。

● 算定点数、内容、算定要件・施設基準チェック

【施設基準の変更】精神科リエゾンチーム加算

精神科リエゾンチーム加算、栄養サポートチーム加算、褥瘡ハイリスク患者ケ
ア加算および呼吸ケアチーム加算の要件として履修が求められている研修の種
類に、特定行為に係る研修を追加する。

施設基準	【精神科リエゾンチーム加算】 ［施設基準］ (2)（略） ア 国又は医療関係団体等が主催する研修（600時間以上の研修期間であって、修了証が交付されるもの）または保健師助産師看護師法（昭和23年法律第203号）第37条の2第2項第5号に規定する指定研修機関において行われる研修であること。 ※ 栄養サポートチーム加算、褥瘡ハイリスク患者ケア加算、呼吸ケアチーム加算についても同様。

⑤周術期における薬学的管理の評価の新設

> **Point**
>
> 　薬剤師による周術期の薬物療法を対象とする医療安全の取組への貢献から、周術期における薬剤師の薬学的管理について、新たな評価が行われました。薬剤師の病棟業務、チーム医療に果たす役割があらためて評価された格好です。医師の業務のタスク・シフト／シェア先としての期待も大きいものです。実際の算定については麻酔管理料ⅠまたはⅡの加算に付随するものになりますので、漏れの無い算定ができるよう算定フローに注意が必要です。

●算定点数、内容、算定要件・施設基準チェック

【算定要件、施設基準の新設】麻酔管理料（Ⅰ） 質の高い周術期医療が行われるよう、手術室の薬剤師が病棟の薬剤師と薬学的管理を連携して実施した場合の評価を新設する。	
算定要件	【新設】 注5 2について、別に厚生労働大臣が定める施設基準に適合しているものとして地方厚生局長等に届け出た保険医療機関に入院している患者に対して、当該保険医療機関の薬剤師が、病棟等において薬剤関連業務を実施している薬剤師等と連携して、周術期に必要な薬学的管理を行った場合は、周術期薬剤管理加算として、75点を所定点数に加算する。
施設基準	【新設】 三の二 周術期薬剤管理加算の施設基準 (1) 当該保険医療機関内に周術期の薬学的管理を行うにつき必要な専任の薬剤師が配置されていること。 (2) 病棟薬剤業務実施加算1に係る届出を行っている保険医療機関であること。 ※ 麻酔管理料（Ⅱ）についても同様。

⑥看護補助者のさらなる活用に係る評価の新設

> **Point**
>
> 　看護職員および看護補助者の業務分担・協働をさらに推進する観点から、看護職員および看護補助者に対してより充実した研修を実施した場合などについて、新たな評価が行われます。看護師からのタスク・シフト先である看護補助者との協働を推進するとともに、研修が要件化されたことにより医療・看護の質の向上も期待されます。人材は常に流動的なので、研修を修了した病棟管理者が常にいる状態になるよう注意が必要です。

●算定点数、内容、算定要件・施設基準チェック

	看護補助者との業務分担・協働に関する看護職員を対象とした研修の実施等、看護補助者の活用に係る十分な体制を整備している場合の評価を新設する
【算定要件、施設基準の変更】療養病棟入院基本料	
算定要件	注 12 別に厚生労働大臣が定める施設基準に適合するものとして保険医療機関が地方厚生局長等に届け出た病棟に入院している患者については、当該基準に係る区分に従い、次に掲げる点数をそれぞれ 1 日につき所定点数に加算する。 イ 夜間看護加算　　50 点 ロ 看護補助体制充実加算　　55 点
施設基準	三 療養病棟入院基本料の施設基準等 (8) 療養病棟入院基本料の注 12 に規定する別に厚生労働大臣が定める施設基準 【新設】イ 夜間看護加算の施設基準 ①〜③（略） ロ 看護補助体制充実加算の施設基準 ① イの①及び②を満たすものであること。 ② 看護職員の負担軽減及び処遇改善に資する十分な体制が整備されていること。

【算定要件、施設基準の変更】障害者施設等入院基本料	
算定要件	注9 別に厚生労働大臣が定める施設基準に適合しているものとして地方厚生局長等に届け出た病棟に入院している患者（7対1入院基本料又は10対1入院基本料を現に算定している患者に限る）については、当該基準に係る区分に従い、かつ、当該患者の入院期間に応じ、次に掲げる点数をそれぞれ1日につき所定点数に加算する。 イ 看護補助加算 (1) 14日以内の期間　　146点 (2) 15日以上30日以内の期間　　121点 ロ 看護補助体制充実加算 (1) 14日以内の期間　　151点 (2) 15日以上30日以内の期間　　126点
施設基準	七 障害者施設等入院基本料の施設基準等 (7) 障害者施設等入院基本料の注9に規定する別に厚生労働大臣が定める施設基準 【新設】イ 看護補助加算の施設基準 次のいずれにも該当すること。 ①〜④（略） 【新設】ロ 看護補助体制充実加算の施設基準 ① イの①から③までを満たすものであること。 ② 看護職員の負担軽減及び処遇改善に資する十分な体制が整備されていること。
【算定要件、施設基準の新設】急性期看護補助体制加算	
算定要件	【新設】注4 看護職員の負担の軽減及び処遇の改善を図るための看護業務の補助に係る十分な体制につき別に厚生労働大臣が定める施設基準に適合しているものとして地方厚生局長等に届け出た病棟に入院している患者については、看護補助体制充実加算として、1日につき5点を更に所定点数に加算する。

施設基準	七の三 急性期看護補助体制加算の施設基準 【新設】(9) 看護補助体制充実加算の施設基準 看護職員の負担の軽減及び処遇の改善に資する十分な体制が整備されていること。
【算定要件、施設基準の新設】看護補助加算	
施設基準	【新設】注4 看護職員の負担の軽減及び処遇の改善を図るための看護業務の補助に係る十分な体制につき別に厚生労働大臣が定める基準に適合しているものとして地方厚生局長等に届け出た病棟に入院している患者については、看護補助体制充実加算として、1日につき5点を更に所定点数に加算する。
施設基準	十三 看護補助加算の施設基準 【新設】(6) 看護補助体制充実加算の施設基準 看護職員の負担の軽減及び処遇の改善に資する十分な体制が整備されていること。
【算定要件の変更、施設基準の新設】地域包括ケア病棟入院料	
算定要件	注4 別に厚生労働大臣が定める施設基準に適合しているものとして地方厚生局長等に届け出た病棟又は病室に入院している患者については、当該基準に係る区分に従い、次に掲げる点数をそれぞれ1日につき所定点数に加算する。 イ 看護補助者配置加算　　160点 ロ 看護補助体制充実加算　　165点
施設基準	十一の二 地域包括ケア病棟入院料の施設基準等 【新設】(13) 地域包括ケア病棟入院料の注4に規定する施設基準 イ 看護補助者配置加算の施設基準 ①・②（略） ロ 看護補助体制充実加算の施設基準 ① イの①を満たすものであること。 ② 看護職員の負担軽減及び処遇改善に資する十分な体制が整備されていること。

⑦医療機関における ICT を活用した業務の効率化・合理化

Point

　医療機関における業務の効率化・合理化の促進のため、カンファレンスの実施などの要件が見直されます。オンライン診療に代表されるように、医療界にも Dx（デジタルトランスフォーメーション）の波が押し寄せています。特に、カンファレンスの要件などは緩和されてきています。今後も、この流れは続くことでしょう。コロナ禍においてリモートで会議や患者・家族の面会が行われる医療機関も増えてきました。機械の使い方はもちろん、場合によってはインターネット環境の見直しを踏まえて、どこでもリモートでの会話が快適に行えるような対策は必須であると考えます。

●算定点数、内容、算定要件・施設基準チェック

医療従事者等により実施されるカンファレンス等について、ビデオ通話が可能な機器を用いて、対面によらない方法で実施する場合の入退院支援加算等の要件を緩和する。

【施設基準の変更】入退院支援加算	
施設基準	(5)(4)に規定する連携機関の職員との年3回の面会は、リアルタイムでの画像を介したコミュニケーション（ビデオ通話）が可能な機器を用いて実施しても差し支えない。なお、患者の個人情報の取扱いについては、第21の1の(10)の例による。（改定前は対面が基本で、ビデオ通話などは3回に1回） ※ 感染防止対策加算、退院時共同指導料1及び2、介護支援等連携指導料についても同様。 ※ 訪問看護療養費における退院時共同指導加算についても同様。
【算定要件の変更】在宅患者訪問看護・指導料（同一建物居住者訪問看護・指導料）	

算定要件	(23) 在宅患者訪問看護・指導料の「注9」又は同一建物居住者訪問看護・指導料の「注6」の規定により準用する在宅患者訪問看護・指導料の「注9」に規定する在宅患者緊急時等カンファレンス加算又は同一建物居住者緊急時等カンファレンス加算は、以下の要件を満たす場合に算定する。 ア・イ（略） ウ 当該カンファレンスは、1者以上が患家に赴きカンファレンスを行う場合には、その他の関係者はビデオ通話が可能な機器を用いて参加することができる。 エ ウにおいて、患者の個人情報を当該ビデオ通話の画面上で共有する際は、患者の同意を得ていること。また、保険医療機関の電子カルテなどを含む医療情報システムと共通のネットワーク上の端末においてカンファレンスを実施する場合には、厚生労働省「医療情報システムの安全管理に関するガイドライン」に対応していること。（改定前のエは削除） ※ 在宅患者緊急時等カンファレンス料、在宅患者訪問褥瘡管理指導料についても同様。 ※ 訪問看護療養費における在宅患者緊急時等カンファレンス加算についても同様。

患者・国民にとって身近であって、安心・安全で質の高い医療の実現

①入退院支援の推進

> **Point**
>
> 　質の高い入退院支援を推進するため、入退院支援加算の要件を見直すとともに、ヤングケアラーの実態を踏まえ、入退院支援加算の対象患者が見直されました。ヤングケアラーが追加されたことによって入退院支援加算が大幅に変わるとは考えにくく、その需要には地域差がありますが、社会問題として認知され、文言として追加されたことに意味があると考えます。また、入退院支援加算1の点数が＋100点となったことは、入退院支援に対して人員をしっかり配置している医療機関を増やす政策誘導の意味合いが強いと思います。適切な入退院支援には人員が必要です。まだ加算1ではない病院のみなさまは、どのような要件が揃えば加算1を目指すことができるのか再確認することをお勧めします。

●算定点数、内容、算定要件・施設基準チェック

【算定要件の変更】　入退院支援加算1および2	
1．入退院支援加算1及び2について、算定対象である「退院困難な要因を有する患者」として、ヤングケアラー及びその家族を追加する。	
算定要件	(2)入退院支援加算1にあっては、入退院支援及び地域連携業務に専従する職員（以下「入退院支援職員」という）を各病棟に専任で配置し、原則として入院後3日以内に患者の状況を把握するとともに退院困難な要因を有している患者を抽出する。また、入退院支援加算2にあっては、患者の入院している病棟等において、原則として入院後7日以内に退院困難な要因を有している患者を抽出する。なお、ここでいう退院困難な要因とは、以下のものである。 ア〜コ（略）

	サ 家族に対する介助や介護等を日常的に行っている児童等であること シ 児童等の家族から、介助や介護等を日常的に受けていること **ス その他患者の状況から判断してアからシまでに準ずると認められる場合**

【算定要件、施設基準の変更】
2．入退院支援加算1の施設基準において、転院又は退院体制等に係る連携機関の数を20以上から25以上に変更するとともに、評価を見直し、当該連携機関の職員との面会について、ICTを活用した対面によらない方法により実施することを認める。

算定要件	【入退院支援加算1】 ［算定要件］ イ 一般病棟入院基本料等の場合　　700点（改定前は600点） ロ 療養病棟入院基本料等の場合　　1,300点（改定前は1,200点）
施設基準	(4) 転院又は退院体制等についてあらかじめ協議を行い、連携する保険医療機関、介護保険法に定める居宅サービス事業者、地域密着型サービス事業者、居宅介護支援事業者若しくは施設サービス事業者又は障害者の日常生活及び社会生活を総合的に支援するための法律に基づく指定特定相談支援事業者若しくは児童福祉法に基づく指定障害児相談支援事業者等（以下「連携機関」という）の数が25以上であること。また、（2）又は（3）の職員と、それぞれの連携機関の職員が年3回以上の頻度で対面又はリアルタイムでの画像を介したコミュニケーション（ビデオ通話）が可能な機器を用いて面会し、情報の共有等を行っていること。面会には、個別の退院調整に係る面会等を含めて差し支えないが、年3回以上の面会の日付、担当者名、目的及び連携機関の名称等を一覧できるよう記録すること。
経過措置	【新設】 1の（4）に掲げる「連携する保険医療機関」等の規定については、令和4年3月31日において現に入退院支援加算1に係る届出を行っている保険医療機関については、令和4年9月30日までの間に限り、当該基準を満たすものとみなすものであること。

②情報通信機器を用いた服薬指導の評価の見直し

Point

　オンライン服薬指導に係る医薬品医療機器等法のルールの見直しを踏まえ、外来患者および在宅患者に対する情報通信機器を用いた服薬指導等についての要件と評価が見直されます。薬剤服用歴管理指導料のオンラインでの服薬指導の回数の割合が1割以下という条件が撤廃され、通信情報機器を用いた服薬指導の普及が一層進むと思われます。

● 算定点数、内容、算定要件・施設基準チェック

【新設】 服薬管理指導料（改定前は薬剤服用歴指導料）
4 情報通信機器を用いた服薬指導を行った場合
【新設】イ 原則3月以内に再度処方箋を提出した患者に対して行った場合　45点
【新設】ロ イの患者以外の患者に対して行った場合　59点
1．外来患者に対する情報通信機器を用いた服薬指導について、服薬管理指導料に位置付け、要件及び評価を見直す。

算定要件	注3 4については、情報通信機器を用いた服薬指導を行った場合に、処方箋受付1回につき所定点数を算定する。ただし、4のイの患者であって手帳を提示しないものに対して、情報通信機器を用いた服薬指導を行った場合は、4のロにより算定する。

施設基準	【削除】九の二 薬剤服用歴管理指導料の注3に規定する保険薬局の施設基準 （1）情報通信機器を用いた服薬指導を行うにつき十分な体制が整備されていること。 （2）当該保険薬局において、一月当たりの次に掲げるものの算定回数の合計に占める情報通信機器を用いた服薬指導の算定回数の割合が一割以下であること。 ① 区分番号10に掲げる薬剤服用歴管理指導料 ② 区分番号15に掲げる在宅患者訪問薬剤管理指導料
	【削除】九の三 薬剤服用 歴管理指導料の注3に規定する厚生労働大臣が定めるもの 原則三月以内に区分番号10に掲げる薬剤服用歴管理指導料1又は2を算定したもの

在宅患者オンライン薬剤管理指導料（在宅患者訪問薬剤管理指導料）

算定要件	【変更】注2 在宅で療養を行っている患者であって通院が困難なものに対して、情報通信機器を用いた薬学的管理及び指導（訪問薬剤管理指導と同日に行う場合を除く）を行った場合に、注1の規定にかかわらず、在宅患者オンライン薬剤管理指導料として、患者1人につき、1から3までと合わせて月4回（末期の悪性腫瘍の患者及び中心静脈栄養法の対象患者にあっては、週2回かつ月8回）に限り59点を算定する。また、保険薬剤師1人につき、1から3までと合わせて週40回に限り算定できる。
施設基準	【削除】十一の二 在宅患者訪問薬剤管理指導料の注2に規定する施設基準 区分番号10に掲げる薬剤服用歴管理指導料の4に係る届出を行っている保険薬局であること。
	【削除】十一の三 在宅患者訪問薬剤管理指導料の注2に規定する厚生労働大臣が定めるもの 区分番号15の在宅患者訪問薬剤管理指導料を月一回算定しているもの

在宅患者緊急訪問薬剤管理指導料

算定要件	注1 1及び2について、訪問薬剤管理指導を実施している保険薬局の保険薬剤師が、在宅での療養を行っている患者であって通院が困難なものの状態の急変等に伴い、当該患者の在宅療養を担う保険医療機関の保険医又は当該保険医療機関と連携する他の保険医療機関の保険医の求めにより、当該患者に係る計画的な訪問薬剤管理指導とは別に、緊急に患家を訪問して必要な薬学的管理及び指導を行った場合に、1と2を合わせて月4回に限り算定する。ただし、情報通信機器を用いて必要な薬学的管理及び指導を行った場合には、在宅患者緊急オンライン薬剤管理指導料として、59点を算定する。

麻薬管理指導加算（在宅患者訪問薬剤管理指導料）

算定要件	注3 麻薬の投薬が行われている患者に対して、麻薬の使用に関し、その服用及び保管の状況、副作用の有無等について患者に確認し、必要な薬学的管理及び指導を行った場合は、1回につき100点（注2に規定する在宅患者オンライン薬剤管理指導料を算定する場合は、処方箋受付1回につき22点）を所定点数に加算する。

乳幼児加算（在宅患者訪問薬剤管理指導料）

算定要件	注4 在宅で療養を行っている6歳未満の乳幼児であって、通院が困難なものに対して、患家を訪問して、直接患者又はその家族等に対して薬学的管理及び指導を行った場合は、乳幼児加算として、1回につき100点（注2に規定する在宅患者オンライン薬剤管理指導料を算定する場合は、処方箋受付1回につき12点）を所定点数に加算する。

小児特定加算（在宅患者訪問薬剤管理指導料）

算定要件	【新設】注6 児童福祉法第56条の6第2項に規定する障害児である患者又はその家族等に対して、必要な薬学的管理及び指導を行った場合は、小児特定加算として、1回につき450点（注2に規定する在宅患者オンライン薬剤管理指導料を算定する場合は、処方箋受付1回につき350点）を所定点数に加算する。この場合において、注5に規定する加算は算定できない。

③情報通信機器を用いた外来栄養食事指導の評価の見直し

> **Point**
>
> 栄養食事指導の実施をさらに推進する観点から、初回から情報通信機器等を用いた場合の栄養食事指導について評価が見直されました。外来における栄養食事指導の専門性が評価されたと言えるでしょう。特に働いている年代の患者さんについては、リモートでの支援を受けられることに高い利便性を感じる人が多いと思います。

● 算定点数、内容、算定要件・施設基準チェック

【算定要件の見直し】　外来栄養食事指導料

イ 外来栄養食事指導料1

(1) 初回

① 対面で行った場合　260 点

② 情報通信機器等を用いた場合　235 点

(2) 2 回目以降

① 対面で行った場合　200 点

② 情報通信機器等を用いた場合　180 点

ロ 外来栄養食事指導料2

(1) 初回

① 対面で行った場合　250 点

② 情報通信機器等を用いた場合　225 点

(2) 2 回目以降

① 対面で行った場合　190 点

② 情報通信機器等を用いた場合　170 点

算定要件	注1 イの (1) の①及び (2) の①については、入院中の患者以外の患者であって、別に厚生労働大臣が定めるものに対して、保険医療機関の医師の指示に基づき当該保険医療機関の管理栄養士が具体的な献立等によって指導を行った場合に、初回の指導を行った月にあっては月2回に限り、その他の月にあっては月1回に限り算定する。
	4 イの (1) の②及び (2) の②については、入院中の患者以外の患者であって、別に厚生労働大臣が定めるものに対して、保険医療機関の医師の指示に基づき当該保険医療機関の管理栄養士が電話又は情報通信機器によって必要な指導を行った場合に、初回の指導を行った月にあっては月2回に限り、その他の月にあっては月1回に限り算定する。
	5 ロの (1) の①及び (2) の①については、入院中の患者以外の患者であって、別に厚生労働大臣が定めるものに対して、保険医療機関（診療所に限る）の医師の指示に基づき当該保険医療機関以外の管理栄養士が具体的な献立等によって指導を行った場合に、初回の指導を行った月にあっては月2回に限り、その他の月にあっては月1回に限り算定する。
	【新設】6 ロの (1) の②及び (2) の②については、入院中の患者以外の患者であって、別に厚生労働大臣が定めるものに対して、保険医療機関（診療所に限る。）の医師の指示に基づき当該保険医療機関以外の管理栄養士が電話又は情報通信機器によって必要な指導を行った場合に、初回の指導を行った月にあっては月2回に限り、その他の月にあっては月1回に限り算定する。

④摂食嚥下支援加算の見直し

Point

　中心静脈栄養や鼻腔栄養等を実施している患者の経口摂取回復に係る効果的な取組をさらに推進する観点から、摂食嚥下支援加算について、名称、要件および評価が見直されます。背景には、療養病棟で長期間、中心静脈栄養カテーテルを留置されていることが問題視されていることがあります。この加算は看護のプロとしてぜひ挑戦していただきたいと思います。療養病棟はもちろん、特に回復期病棟（地域包括ケア病棟入院料、回復期リハビリテーション病棟入院料）を有するケアミックス病院のみなさまは積極的に取り組むことをお勧めします。経口以外で栄養摂取していた患者が経口に回復する過程は、医療従事者として非常に達成感のある瞬間ですよね。ぜひ加算へのこの取り組みを看護師としてモチベーションを向上させるために活用いただきたいと考えます。

● 算定点数、内容、算定要件・施設基準チェック

【算定要件、施設基準の変更】　摂食嚥下機能回復体制加算（摂食機能療法）（改定前は摂食嚥下支援加算）

摂食機能療法における摂食嚥下支援加算について、名称を摂食嚥下機能回復体制加算に変更する。また、新たに実績要件を設けるとともに、人員配置に係る要件を見直す。

摂食嚥下機能回復体制加算（摂食機能療法）

算定要件	注3 別に厚生労働大臣が定める施設基準に適合しているものとして地方厚生局長等に届け出た保険医療機関において、摂食機能又は嚥下機能の回復に必要な指導管理を行った場合は、摂食嚥下機能回復体制加算として、当該基準に係る区分に従い、患者（ハについては、療養病棟入院料1又は療養病棟入院料2を現に算定しているものに限る）1人につき週1回に限り次に掲げる点数を所定点数に加算する。

	イ 摂食嚥下機能回復体制加算 1　210点 ロ 摂食嚥下機能回復体制加算 2　190点 ハ 摂食嚥下機能回復体制加算 3　120点
	(7)「注3」に掲げる摂食嚥下機能回復体制加算は、摂食機能及び嚥下機能の回復の支援に係る専門知識を有した多職種により構成されたチーム（以下この区分番号において「摂食嚥下支援チーム」という）等による対応によって摂食機能又は嚥下機能の回復が見込まれる患者に対して、多職種が共同して必要な指導管理を行った場合に算定できる。
	(8)「注3」に掲げる摂食嚥下機能回復体制加算は、アからウまでの要件をいずれも満たす場合に算定する。 ア 摂食嚥下支援チーム等による対応を開始する際には、当該患者の診療を担う医師、看護師等と共同の上、当該チーム等により、内視鏡下嚥下機能検査又は嚥下造影の結果に基づいて摂食嚥下支援計画書を作成すること。なお、すでに摂食機能療法を実施中であり、当該計画書が作成されている場合には、当該チーム等により見直しを行うこととしても差し支えない。（中略） イ アを実施した患者について、月に1回以上、内視鏡下嚥下機能検査又は嚥下造影を実施すること。当該検査結果等を踏まえて、摂食嚥下支援チーム等により、摂食嚥下支援計画書等の見直しに係るカンファレンスを週に1回以上行うこと。 イ アを実施した患者について、月に1回以上、内視鏡下嚥下機能検査又は嚥下造影を実施すること。当該検査結果等を踏まえて、摂食嚥下支援チーム等により、摂食嚥下支援計画書等の見直しに係るカンファレンスを週に1回以上行うこと。

施設基準	一の二 摂食機能療法の注3に規定する施設基準
	(1) 摂食嚥下機能回復体制加算1の施設基準
	イ 摂食機能又は嚥下機能の回復のために必要な指導管理を行うにつき十分な体制が整備されていること。
	ロ 摂食機能又は嚥下機能に係る療養についての実績等を地方厚生局長等に報告していること。
	ハ 摂食機能又は嚥下機能に係る療養について相当の実績を有していること。
	(2) 摂食嚥下機能回復体制加算2の施設基準
	(1) のイ及びロを満たすものであること。
	(3) 摂食嚥下機能回復体制加算3の施設基準
	イ 摂食機能又は嚥下機能の回復のために必要な指導管理を行うにつき必要な体制が整備されていること。
	ロ (1) のロを満たすものであること。
	ハ 療養病棟入院料1又は2を算定する病棟を有する病院であること。
	二 摂食機能又は嚥下機能に係る療養について相当の実績を有していること。
	第45の2 摂食嚥下機能回復体制加算
	1 摂食嚥下機能回復体制加算1に関する施設基準
	(1) 保険医療機関内に、以下の摂食機能及び嚥下機能の回復の支援に係る専門知識を有した多職種により構成されたチーム（以下「摂食嚥下支援チーム」という。）が設置されていること。なお、歯科医師が摂食嚥下支援チームに参加している場合には、歯科衛生士が必要に応じて参加していること。
	ア（略）
	イ 摂食嚥下機能障害を有する患者の看護に従事した経験を5年以上有する看護師であって、摂食嚥下障害看護に係る適切な研修を修了した専任の常勤看護師又は専従の常勤言語聴覚士
	（削除）
	（削除）

ウ 専任の常勤管理栄養士

（削除）

（削除）

（2）（略）

（3）摂食嚥下支援チームの構成員は、**内視鏡下嚥下機能検査又は嚥下造影の検査結果を踏まえて実施する週１回以上のカンファレンスに参加していること。なお、摂食嚥下支援チームの構成員以外の職種については、必要に応じて参加することが望ましい。**

（4）当該保険医療機関において経口摂取以外の栄養方法を行っている患者であって、以下のいずれかに該当するもの（転院又は退院した患者を含む）の合計数に占める鼻腔栄養を導入した日、胃瘻を造設した日又は中心静脈栄養を開始した日から１年以内に経口摂取のみの栄養方法を行っている状態へ回復させた患者の割合が、前年において３割５分以上であること。

ア 他の保険医療機関等から紹介された鼻腔栄養を実施している患者、胃瘻を造設している患者又は中心静脈栄養を実施している患者であって、当該保険医療機関において摂食機能療法を実施したもの

イ 当該保険医療機関において鼻腔栄養を導入した患者、胃瘻を設した患者又は中心静脈栄養を開始した患者

【新設】 2 摂食嚥下機能回復体制加算２に関する施設基準

1の（1）から（3）までの基準を満たしていること。

【新設】 3 摂食嚥下機能回復体制加算３に関する施設基準

（1）当該保険医療機関において、専任の常勤医師、専任の常勤看護師又は専任の常勤言語聴覚士が１名以上勤務していること。

（2）当該医師、看護師又は言語聴覚士は、内視鏡下嚥下機能検査又は嚥下造影の検査結果を踏まえて実施する週１回以上のカンファレンスに参加していること。なお、その他の職種については、必要に応じて参加することが望ましい。

（3）当該保険医療機関において中心静脈栄養を実施していた患者（療養病棟入院料1又は2を算定する病棟の入院患者に限る。）のうち、嚥下機能評価を実施した上で嚥下リハビリテーション等を行い、嚥下機能が回復し、中心静脈栄養を終了した者の数の前年の実績が、2名以上であること。ただし、令和4年3月31日時点において療養病棟入院料1又は2を算定している病棟に入院している患者については、嚥下機能評価及び嚥下リハビリテーション等を実施していない場合であっても、嚥下機能が回復し、中心静脈栄養を終了した者の数を算入して差し支えない。

4 届出に関する事項

（3）令和4年3月31日時点で「診療報酬の算定方法の一部を改正する件」による改正前（令和4年度改定前）の区分番号「H004」摂食機能療法の「注3」に掲げる摂食嚥下支援加算の施設基準に係る届出を行っている保険医療機関においては、令和4年9月30日までの間に限り、1の（1）のイにおける「専従の常勤言語聴覚士」については「専任の常勤言語聴覚士」であっても差し支えないこととし、また、（4）の基準を満たしているものとする。

効率化・適正化を通じた制度の安定性・持続可能性の向上

①透析中の運動指導に係る評価の新設

> **Point**
>
> 　慢性維持透析患者に対して、透析中に運動等に係る必要な指導を行った場合について、新たな評価が行われました。これまでケアの一環として、たとえばベッドサイドなどで行っていた看護師も多いと思いますが、そうした行動が数字で評価がなされることになりました。この透析時運動指導等加算はリハビリセラピストでも算定できますが、私はぜひ看護師のみなさまに積極的に算定していただきたいと思います。要件となっている研修は頻回に開催されているものではないようですので、定期的に研修の開催について調べることをお勧めします。

●算定点数、内容、算定要件・施設基準チェック

【新設】人工腎臓	
人工腎臓を算定している患者に対して、透析中に当該患者の病状及び療養環境等を踏まえた療養上必要な訓練等を行った場合の評価を新設する。	
算定要件	【新設】注14 人工腎臓を実施している患者に対して、医師、看護師、理学療法士又は作業療法士が、療養上必要な訓練等について指導を行った場合は、透析時運動指導等加算として、当該指導を開始した日から起算して90日を限度として、75点を所定点数に加算する。

看護管理者のための診療報酬の
読み方・活かし方 2022 年度改定対応
－加算・算定要件を知れば病棟収益が

アップする！

2022年9月10日発行　第1版第1刷

編　著　工藤 潤・髙須 久美子

発行者　長谷川 翔

発行所　株式会社メディカ出版
　　　　〒532-8588
　　　　大阪市淀川区宮原3－4－30
　　　　ニッセイ新大阪ビル16F
　　　　https://www.medica.co.jp/

編集担当　猪俣久人
編集協力　佐賀由彦
装　　幀　株式会社イオック
印刷・製本　日経印刷株式会社

Ⓒ Jun KUDO & Kumiko TAKASU, 2022

本書の複製権・翻訳権・翻案権・上映権・譲渡権・公衆送信権
（送信可能化権を含む）は、（株）メディカ出版が保有します。

ISBN978-4-8404-7893-9　　Printed and bound in Japan

当社出版物に関する各種お問い合わせ先（受付時間：平日9：00〜17：00）
●編集内容については、編集局 06-6398-5048
●ご注文・不良品（乱丁・落丁）については、お客様センター 0120-276-115